# 東洋医学セルフケア 365日

【健康法のエッセンス】———「氣道」入門

長谷川淨潤

筑摩書房

目次

# はじめに

最近は健康ブームですので何事にもヘルシーが好まれています。マスコミでココアが体に良いと流れるとココアブームになり、赤ワインが良いとなれば赤ワインブームになります。しかし、それも月日がたつうちに別の健康法に取って代わられる運命のようです。

医者や栄養学者の言う健康法でさえも疑問符がつくものが数多くあります。たとえばフレッチャーという学者が〝胃に歯はないのだから〟という理由で「一口100回嚙もう」という咀嚼主義を提唱しました。確かに、一口100回嚙むことを実行すると、体は軽くなり、健康になります。しかし、長期間続けると、逆に胃の働きは極端に弱ってしまうのです。実際、フレッチャー自身も胃無力症で亡くなりました。

巷に流布している健康法のほとんどは、この類のものと言えます。そして、その結果、肝心な「健康になる力（生命力＝自然治癒力）」が損なわれてしまうのです。

このように誤った情報に惑わされたがために、健康な心身から逆に遠ざかっている人たちが増え続けている現在の状況は、遺憾に堪えません。

私は、幼少の頃から西洋医学を始め古今東西の様々な心身の健康法や修養法を学んできましたが、その24年間の研究と実践の集大成として、1989年に「氣道」を興してから現在まで、「何かに頼るのではなく、自分の体や心の内側にある生命力（自然治癒力＝氣）に自然とまかせて生きていこう（＝氣道）」と主張し続けています。そして、こうした趣旨を一般の人たちに広める各種講座と共に、整体を始めとする健康指導や心理的援助を行っています。

氣道協会には老若男女の方々が心身の健康の向上のために来られていますが、誤った健康情報に流されることなく、真に健康な心身をつくっていくきっかけになればと思い、本書を著すことにしました。多くの方が悩む心身の症状に対して〝**最も効果の高い東洋医学のエッセンス**〟と言える内容になったのではないかと思っています。

本書が、様々な心身の悩みを抱える方、さらに体を育み健康を増したい方の参考になれば幸いです。

1999年6月

長谷川淨潤

## [人体骨格図]

〈横面〉

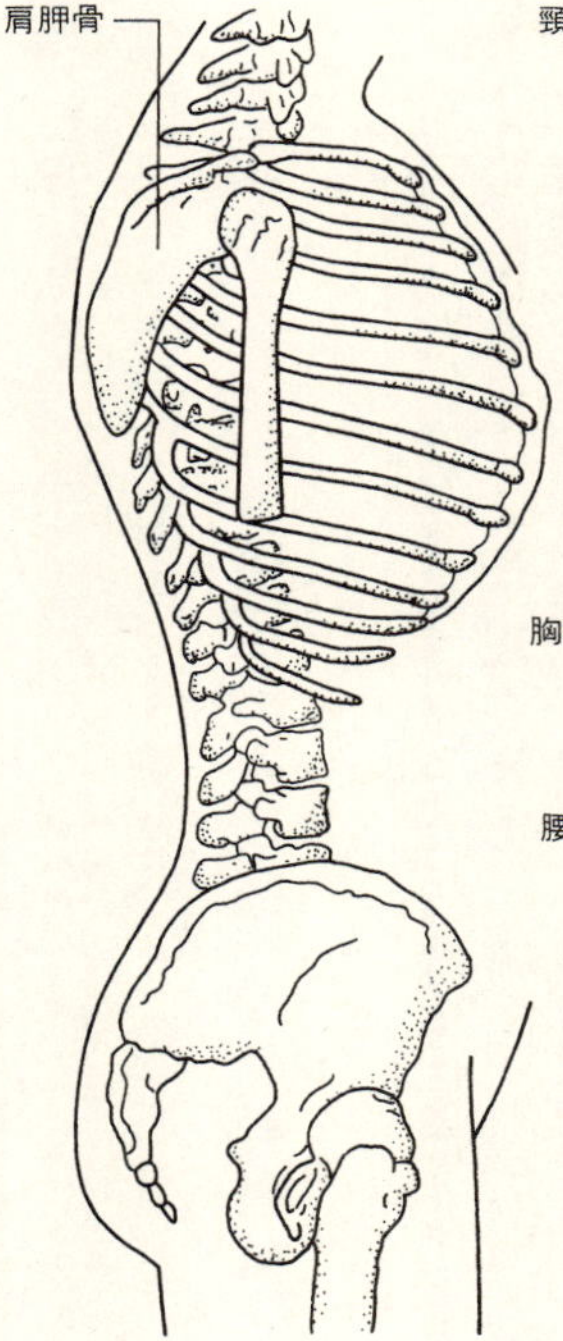
肩胛骨

〈背面〉

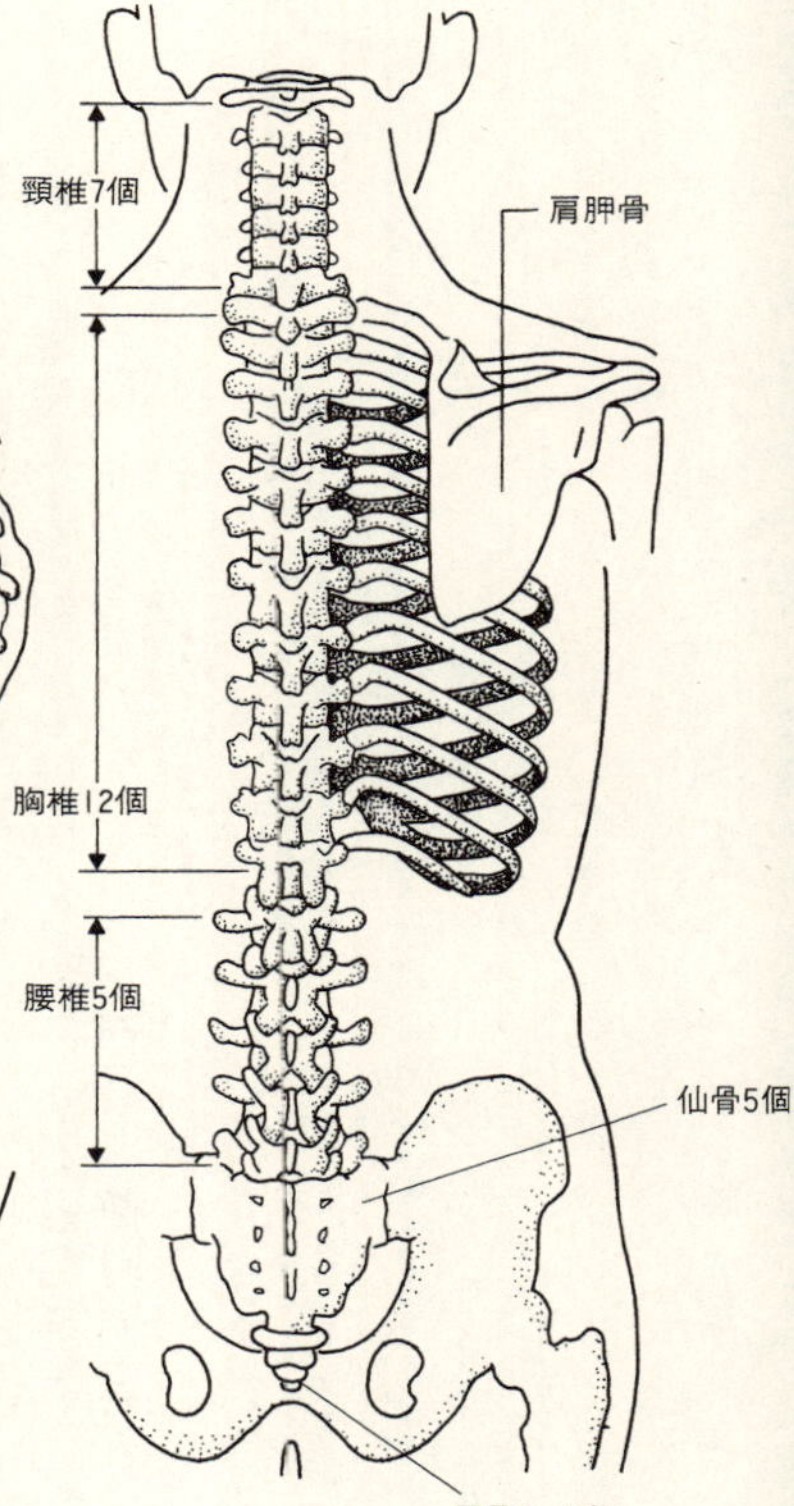
頸椎7個
肩胛骨
胸椎12個
腰椎5個
仙骨5個
尾骨3〜5個

イラスト　種田瑞子

# 第Ⅰ部　健康法のエッセンス

## 人間にはもともと健康になる力があります

病気になったり、ケガをしたりしても、たいがいの場合は自然治癒力が働いて治ってしまうものです。例えば、風邪をひいた時は薬を飲まないでも、体の要求に従って自然に生活していれば数日で治りますし、ちょっとした切り傷なら、それこそ自然にかさぶたができて傷口を守り、かさぶたが取れる頃には傷も治っています。誰でも〝人間の体って、よくできているな〟という感想をもったことがあるのではないでしょうか。

そこで、もう一歩考えを進めてみましょう。例えば、悪いものを食べたら下痢をしますが、下痢は健康に悪いことなのでしょうか？　下痢という症状だけを見るのではなく、なぜ下痢をしたのかと考えると、体にとって悪いものを速やかに排泄しているという見方ができます。私たちは**「症状即療法」**と言って、**症状自体が健康法である**という考え方をしています。表面に現れている**症状を止めるのではなく、むしろ症状に任せることが真に健康な体をつくる**という考え方なのです。

下痢にしても、下痢止めを飲んでしまうと、排出されなかった毒が体内をめぐってたいがい湿疹という形で現れます。体は毒を体外に出そうとしているのです。風邪をひくのも、風邪を通していろいろな毒や老廃物を外に出してリフレッシュしているのでしょう。ですから、風邪をひかない体は健康とは言えません。風邪もひけなくなっている鈍感な体と言えます。実際、ガンや脳溢血など重い病気にかかる人は、発病前２〜３年間は風邪をひいていないことが多いそうです。

病気以外でも、私たちの体は無意識のうちに様々なバランス活動を行っています。心臓に負担がかかれば余分な血を捨てようと痔になったり、栄養を摂り過ぎればエネルギーとして消費しようと発熱したりします。また、妊娠すれば赤ちゃんのために乳房が張ってきます。

私たちの体には、もともと元気になる力があるのではないでしょうか。ですから、**体の内側から湧き起こってくる〝要求〟に沿うことが一番の健康法**と言えます。そして、**その要求に沿ったことを行えば、必ず快感が得られる**はずです。快感が得られないのは、体が鈍感になっているからでしょう。**体の内側の要求に沿うには、まず心身が敏感であること**です。悪いものを食べれば吐ける体、危険があれば避ける本能をもつことが、健康な心身をつくることになります。ところが、お腹がすいていないのに12時だから昼食にしようとか、8時間は眠らなければいけない、骨のためにカルシウムを摂ろうなど、体の要求とは関係なく常識や知識にとらわれた生活をしがちです。しかし、人間の体は一人一人違いますし、年齢や季節、時間によっても変化します。**画一的な健康法が万人に合うはずがありません。**やはり、**自分の体の内側の要求を感じ取り、その要求に沿っていく「体にまかせる健康法」がベスト**だと言えるでしょう。

では、どのようにしたら体の内側の要求を感じ取れるようになるのでしょうか。

そのきっかけになる方法を私たちは「**運動法**」「**呼吸法**」「**入浴法**」「**食事法**」「**様々な生活法**」の5つに分け、覚えやすいように頭文字をとって **〝ウン・コ・ヨク・シ・ヨウ〟** と名付けています。一度聞いたら、絶対忘れないネーミング（!?）だと自負しているのですが……。

では、それぞれについて具体的に説明しましょう。

## 【運動法】

**最も重要な運動は眠り**（次に**寝がえり**）です。というより**眠りを深めるために私たちの健康法は存在している**のです。

### ●――自働運動

運動と言っても、ただポカーンとして体の内側の動きにまかせるだけです。まさに**「体にまかせる健康法」**を地で行っている方法です。「まかせる」ことが難しいようなら、できるだけ余分な力を抜いて、動きたいように動くというのでもかまいません。

医学的には、コップを手に取るなど意識して動かす運動を「錐体路《すいたいろ》系運動」と言います。それに対して、寝ている時にライターの火が近づいたら、頭で熱いと感じる前にパッと避けます。この避ける動きは脊髄反射なのですが、それを含めて「錐体外路《すいたいがいろ》系運動」と言っています。ですから、自働運動は錐体外路系運動なのです。

道路を歩いていて車が来るのが見えたとします。あと何メートルだから避けなければ、と考えて行動に移すのは錐体路系運動です。パッと体の方が先に動いてよけているのが錐体外路系運動です。自働運動を行っていると誰でもケガや事故をほとんど起こさなくなります。

つまり、**自働運動は本能の働きを敏感にする**運動と言えるでしょう。ただし、ポカーンとする、余分な力を抜くといっても、要領を得ない人が多いでしょう。そこで、そういう状態にもっていきやすい誘導法（イラスト）があります。

**［誘導法①邪氣呼出法］**

重要な呼吸法です。みぞおちを押さえ、口からハァーッと大きく息を吐きながら、上体を前に倒してください。吐ききったら、鼻から吸いながら上体を戻します。3回以上、あくびが出るまで続けてください。

**［誘導法②脊髄刺激法］**

息を吐きながら、背骨を見るように上体を捻《ねじ》ります（左側から）。臍《へそ》の真裏あたり（腰椎3番）に力を集めると、少し腰が浮きます。吐ききった時に、ポッと脱力して上体を戻しましょう。逆側も同じように行ってください。左右7回行い、やりにくい側を1回足します。

**［誘導法③延髄刺激法］**

親指を内側に入れて握り拳をつくり、肘をはり、吐きながら肘を後ろに引き体を反らせていきます。軽く顎をひき、奥歯を嚙みしめ、後頭部（延髄）から腰まで背骨に力をギューッと入れて、息を吐ききる寸前に脱力してください。3回行い、掌を上向

## 自働運動の誘導法

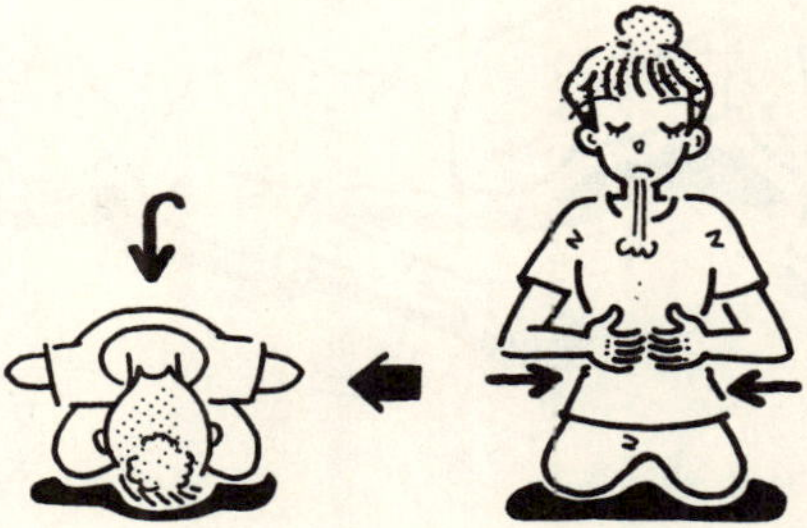

①邪氣呼出法

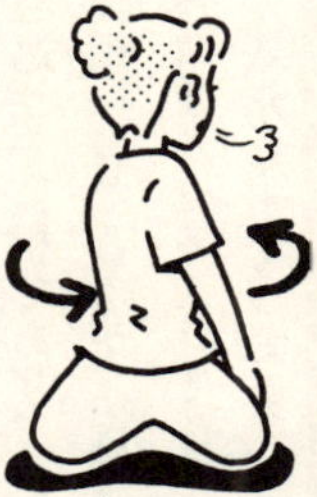

②脊髄刺激法

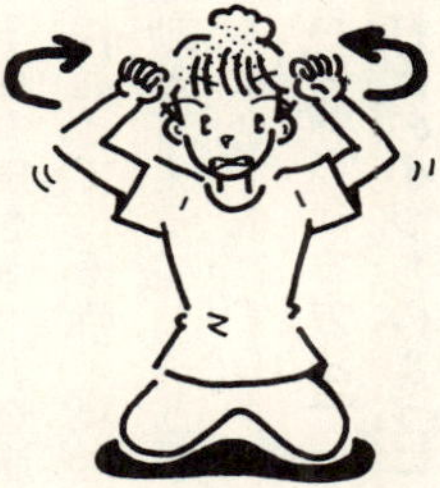

③延髄刺激法

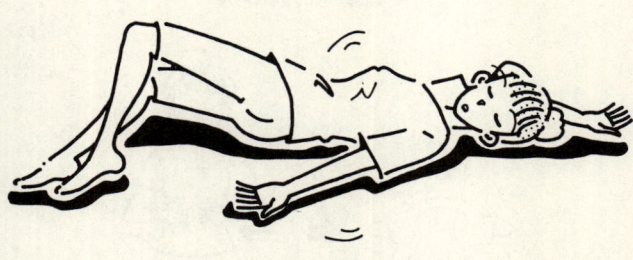

脱力体操

きにして膝の上に下ろして体の内側の動きにまかせましょう。

**寝返りはその日の疲れや歪みを取る**ためのものです。右肺の悪い人は悪い側の足をくの字に曲げて寝ます。右重心の人は左を下にして寝るなど、悪いところをかばった寝相で寝ています。寝ている時の無意識の調整運動が寝返りや寝相であり、いわば起きている時の寝返りや寝相に当たるのが、自働運動と言えるでしょう。ただ体にまかせるだけで体の歪みは全て取れてしまいます。気分も一変します。**「毛虫が蝶になる方法」**と言うこともあるほどで、実際、**打出の小づちのように便利で万能な方法**です。

**実際、自働運動くらい体力を発揮させ、体質を根本から大きく変化させる方法は他に例を見ません。**

始める姿勢はどんな姿勢でもかまいませんが、正座か立姿が初めのうちは動きが出やすいでしょう。満腹時には行わないようにしてください。運動で出た汗は、普段の汗よりも排泄物や毒物が多く混ざっているので、引っ込めずに乾いたタオルでよく拭きます。

（半年くらいは「体の声（要求）を聞く」訓練と思って毎日5分以上好きなだけ行って身につけてしまうのがベスト）

## ●——脱力体操（イラスト）

自働運動は最高の健康法ですが、なかなかすぐにできるものではありません。そこで、初心者には脱力体操をおすすめします。

**脱力体操は、極めて簡単にできます。**寝る時に布団の中で伸びをするような感じで、自分の気持ちの良い格好をしながら、力を入れて、ポッと脱力します（いっぺんに全身の力を抜くのがコツ）。呼吸が普通に戻るまではそのままの姿勢でいます。仰向けがしっくりするようになるまで何回か行ってください。**効果は絶大。翌朝の目覚めのスッキリさを味わってください。**

## ●——操体法

初心者には脱力体操をおすすめしているわけですが、それでも「要領がつかめない」という方もいらっしゃいます。実際、そういう方たちの動きを見ていると、「何だかこの人本来の動きと違うな」と感じます。本人が〝快〟と感じることと体の内側の〝要求〟にズレがあるため、そうなってしまうのでしょう。

操体法は型が決まっている運動で、誰でも同じ動きになりますが、型が決まっているため体の感覚に意識を向けやすいという利点があります。操体法を行っていくうちに**〝快〟を感じる感覚が磨かれ、体の内側の要求を〝快〟と感じ取れるようになる**のです。

**操体法を行うと脱力体操や自働運動が出やすくなったり、深まったりします。それぞれの運動がお互いの動きを引き出し、深め合っている**のです。

私たちは、覚えやすいように**左右、捻り、前後**の3種類の操体法を紹介しています（イラスト）。

**①左右の歪みを取る**

仰向けになり、腰幅に足を開き、全身の力を抜き、心をしずめて、体の感じを味わいます。片足ずつ踵《かかと》を突き出すように伸ばして、どちら側が行いやすいかを確認してください。

行いやすかった側の足を、ゆっくりと気持ちよく、踵を突き出すように腰から蹴り出すように伸ばします。（動きは小さくてＯＫ。むしろ大きすぎないように）

一番気持ちのよいところで数秒間キープして、グニャッと全身を脱力しましょう。

## 操体法

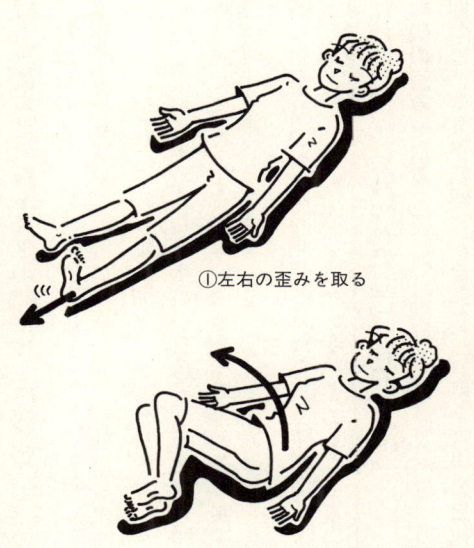

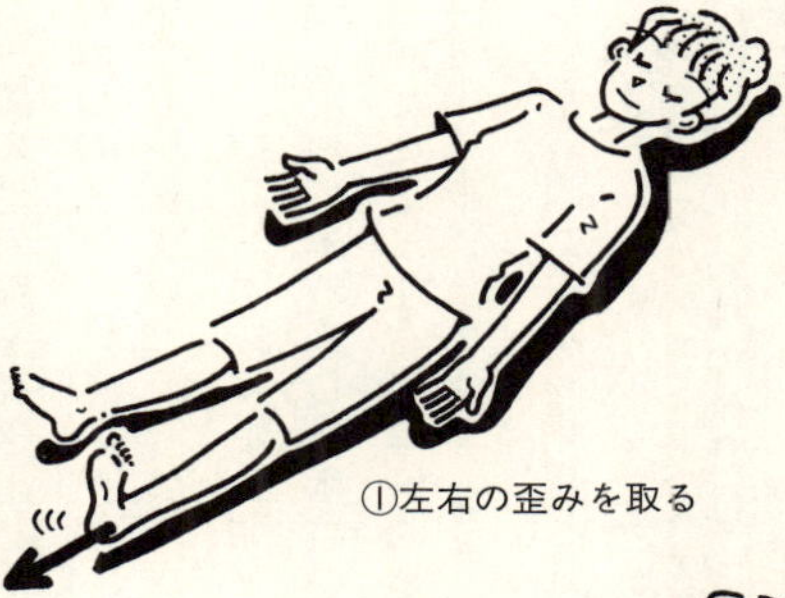

①左右の歪みを取る

②捻りの歪みを取る

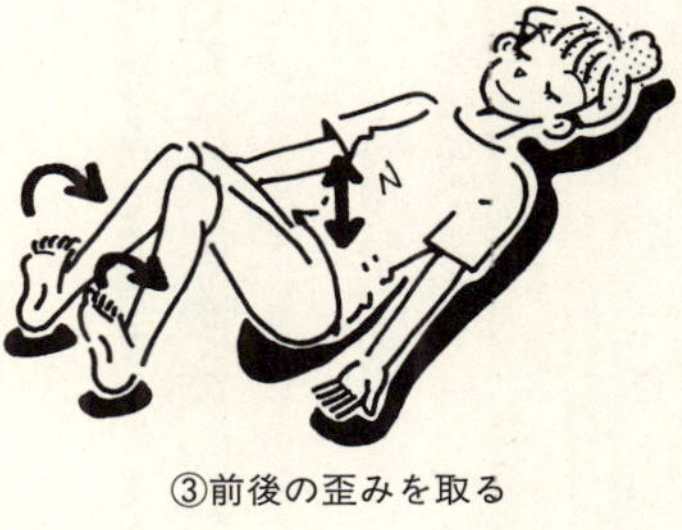

③前後の歪みを取る

力を抜いたままで、動かないでください。

行った側の足の踵を突き出し変化を確認します。**（行わなかった側が行いやすくなっていればＯＫ）**

**②捻りの歪みを取る**

仰向けになり、腰幅に足を開き、一度全身の力を抜きます。

心をしずめ、体の感じを味わった後で、腕を少し開き、両膝を立てて揃えましょう。

膝を揃えたまま左右の床に倒してみて、どちら側に倒しやすいかを確認してください。

倒しやすい側に、ゆっくりと気持ち良く膝を倒しましょう。一番気持ちの良いところで数秒間キープし、グニャッと全身脱力して、しばらく力を抜いたままで動かないでください。（その後の確認は①と同様です）

**③前後の歪みを取る**

仰向けになり、腰幅に足を開き、一度全身の力を抜きます。

心をしずめ、体の感じを味わった後で、両膝を立て、足先を腰幅に開いてください。

両膝の間が開いたままが気持ち良いのか、膝と膝をつけた方が気持ち良いのかを味わい、気持ち良い方の体勢を取りましょう。

お臍を天井に近づけるように腰を反らし（お尻は床につけたまま）、次にお臍の裏あたりの腰骨を床につけるようにします。どちらが行いやすいかを確認してください。つま先を反らし、足首から膝裏に力を集めます。その体勢のまま、行いやすかった側の動きをゆっくりと気持ち良くやります。一番気持ちの良いところで数秒間キープして、グニャッと脱力してください。力を抜いたまま、しばらく動かないようにしましょう。（その後の確認は①と同様です）

**操体法だけでもガン等の難病の方をはじめ実に様々な心や体の調整ができる**のです。（私たちはラジオ体操に操体法の原理を導入するよう主張しています）

## 【呼吸法】

食事なら絶食してもかなりの日数を生きることができますが、息を止めればどんな人でも10分も生きられません。それほど呼吸は生命にとって重要なのです。ですから呼吸法について言及している健康法が多いのでしょう。

**最も重要な呼吸は「あくび」**です。（**ついで「笑い」**です）

それらを引き出す呼吸法の中で最も基本的で重要なのは「邪氣呼出法」と「生氣吸

入法（漏氣法）」です。この2つを合わせて古くから「深息法」と呼ばれています。

●――**邪氣呼出法**

どんな人でも「残氣」といって、肺の奥で停滞している息がありますが、そうした老廃した息を吐いてしまいましょう。行い方は自働運動の誘導法①と同じです。（20ページ参照）

●――**生氣吸入法**（「漏氣法」＝短縮版）（イラスト）

鼻から息を大きく吸い、吸いきったら「ウーム」と鼻から漏らし、下腹（丹田）に息をこらえます。肛門を閉め、少し耐えた後に鼻から息を吐きます。

●――**行氣法**

呼吸法の応用として行氣法があります。行氣法は、自分の体のある部分に意識を集め、その部分で呼吸するつもりになる方法です。簡単で、効果が高いので、どなたにもおすすめできます。

**［合掌行氣法］**（イラスト）

目の次に意識を集めやすい手を使った行氣法です。やり方は、正座をして、軽く背を伸ばし、上体の力を抜きます。顔の前で合掌し、みぞおちの緩むラクなところまで手を降ろしてください。そこで、両掌に意識を集め、掌で呼吸するつもりになりまし

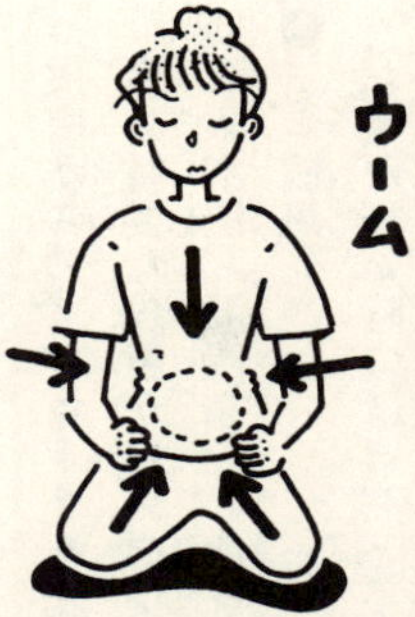


生氣吸入法（漏氣法）

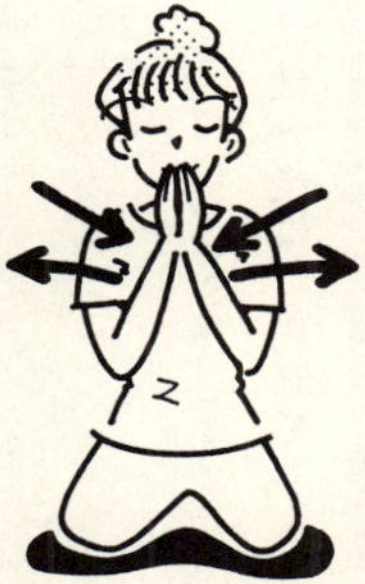

合掌行氣法

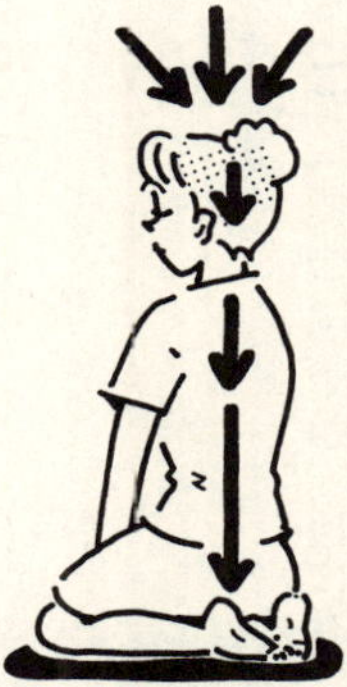

脊髄行氣法

ょう。5分以上続けると良いでしょう。全身が鋭敏になるだけでなく、頭の働きも良くなります。

**［脊髄行氣法］**（前頁イラスト）

単純でシンプル、そして、いつでも、どこでも行うことができます。また、その効果はその場で（あるいは数分後に）実感できるほど強力です。これぞ「健康法の極致」と言えます。やり方は、正座をして、軽く背を伸ばし、上体の力を抜きます。頭のてっぺんから息を吸うつもりになってください。吸い続けながら首、背、腰、尾骨へと上から順に背骨の中心を通していくつもりになります。1回でもいいですが、初めのうちは5分以上続けて要領を覚えてしまうと良いでしょう。

**【入浴法】**

皮膚からのアプローチを総称して入浴法と呼んでいます。**最も重要な皮膚からのアプローチは手を当てること**（愉氣）ですが、他にも、いわゆる入浴法、温湿布など体を温める温法や湿布法などがあります。

**●──愉氣**

お腹が痛い時には自然と手をお腹に当てているように、手を当てる行為は人間の本能として備わったものです。まさに「手当て」という言葉の原点なのでしょう。愉氣は、この本能に根ざして「ただ手を当てる」というものです。理由はわかりませんが、手を当てれば痛みがやわらぐというのは確かな事実です。

**●——普段の入浴法**

入る前に手でかきまわし、気持ちの良い温度（適温）であることを確かめましょう。その時の体の状況で皮膚感覚は変化しますから、温度計で適温を決めてはいけません。入る前に手で顔をお湯で洗い、できたら体に湯をかけてから湯船につかります（肘は最後に入れる）。そして、体の芯まで温まりつつあるなと感じた時に出ます。ですから、だいたい１分～２分です。

浴槽から出たら、背中、腕、脚、胸、お腹、顔の順番に、末端から心臓に向かって拭くと血液やリンパ液の流れが良くなります（次頁イラスト）。また、**熱く感じていないところや、赤くなっていないところを擦ると体の偏りがその場で調整できます。**

**入浴は体の洗濯ではなく熱によって体を変える健康法**です。余剰エネルギーの停滞を解消し、新陳代謝を促して、体の弾力を回復する効果があります。

さて**入浴の注意点**としては、次のようなことが挙げられます。

**・長湯はダメ**

体の拭き方

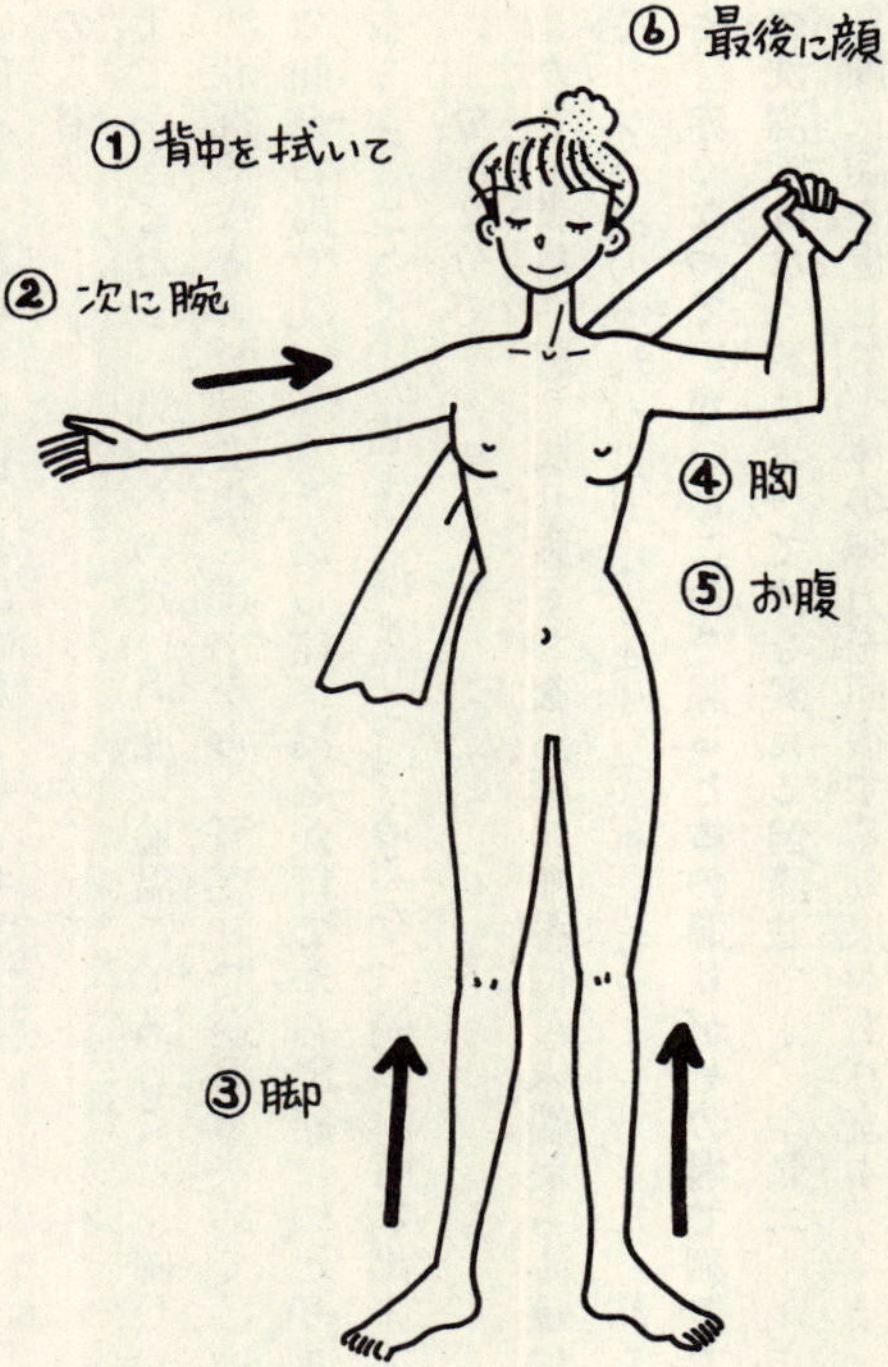
⑥ 最後に顔
① 背中を拭いて
② 次に腕
④ 胸
⑤ お腹
③ 脚

長湯（10分以上）を習慣にしていると体が緩んでしまい、お風呂から出た後で冷えてしまいます。５分以上の長湯を繰り返していると、シワが寄ってきて、ある年齢に達すると老け込んでしまいます。体を洗いたい人はできるだけ石鹸は控え（粗塩は可）、それも湯船につかる前に洗ってください（シャンプーも同様です）。

**・寝しなに入浴しないこと**

熱い体を冷やそうと、布団の中で余分な汗をかき、体を冷やしてしまいます。睡眠中は体温調節機能も落ちているので、特に１日の寒暖の差が激しく明け方に冷える季節や風邪の際には寝しなの入浴は厳禁です。

**・食後に入らないこと**

食後に入浴すると気持ち悪くなります。気持ち悪くならない人は、体が鈍っている証拠です。反対に、食前の入浴は消化を促進します。

**●――半身浴**

上半身を湯に浸けないので、心臓に負担をかけずに入浴することができます。慢性疾患のある人や頭脳労働者など頭がくたびれやすい人におすすめです。

入り方は、適温の湯に、臍の上（みぞおちぐらい）までつかります。上半身が気持ち良く汗ばむまで、ゆったりと入ってください。途中でぬるくならないように注意してください。最後に肩までお湯に浸けて出ます。足首が緩み過ぎた人は足首まで水をかけておいてください。なお入浴後は生水を飲みましょう。

●――**足湯**（イラスト）（膝までつけるのは**「膝湯」**）

タライ（大きめのバケツや浴槽でもOK）を用意して、少し熱めのお湯に、踝《くるぶし》が隠れるくらいまで両足を6分～8分ほど浸します。少し熱めというのは、お風呂の温度より2～3度高めで、1～2分で足が赤くなるくらいです。シッカリと湯滴をぬぐったら、赤くなっていない方の足を、足し湯か追い炊きで1℃以上湯温を上げた中に2分間浸してください。もう一方の足が冷えないようにタオルで覆っておきましょう。最後に生水を飲みます。

**効果は絶大。**心の問題も含め**あらゆる症状に卓効のある方法**です。ですから**体に何かの異変を感じたら、まず試してください。**（もちろん、その他の方法も併用すれば効果は倍増します）

●――**こんにゃく温法**（イラスト）

4枚のこんにゃくを水からゆで、沸騰したら弱火にして30分煮ます。タオルでこんにゃくを包んで、気持ちの良い温度に調節してください。

仰向けになり、肝臓（右肋骨の下あたり）に2枚、下腹部に1枚、あと1枚は好き

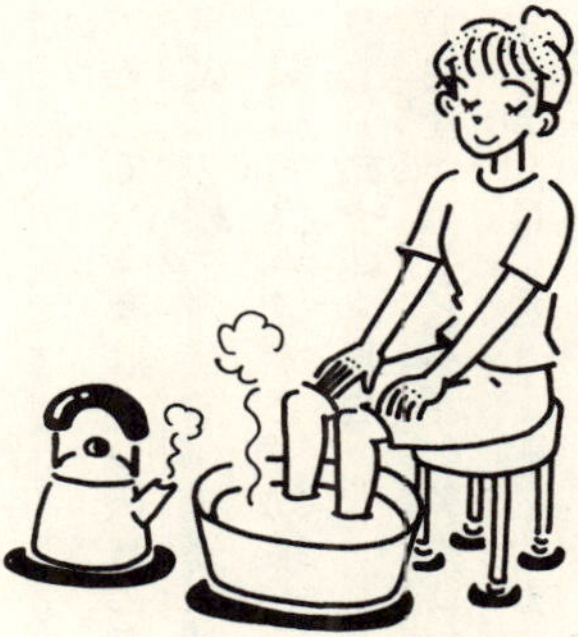

足湯

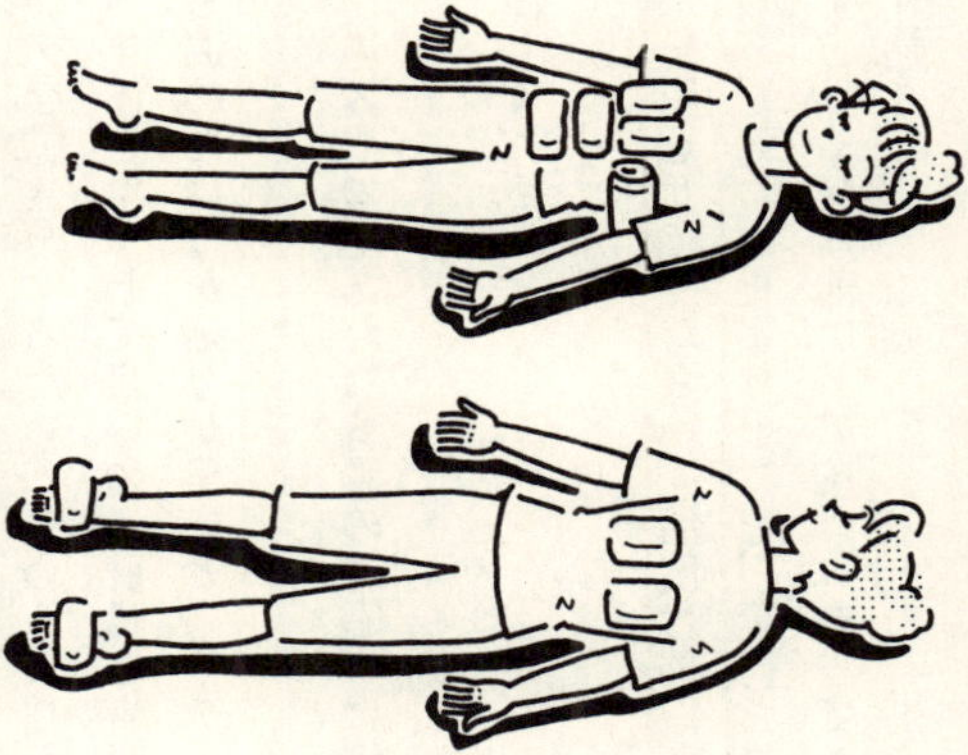

こんにゃく温法

なところに置きましょう。ぬるくなってきたら、タオルをはずして適温を保ちながら30分ほど置きます。同時に冷えた缶ジュースなどで脾臓（左肋骨の下あたり）を5分くらい冷やしてください（脾臓はダイナミックな動きをするため、温めるよりも冷やしてキュッと縮めたほうが良いのです。なお、体を冷やして良いのは脾臓と盲腸炎の時の盲腸だけで、それ以外は**捻挫や骨折でも温めたほうが治りが早い**というデータがでています）。

そして、今度はうつ伏せになり、腎臓（ウエストの上あたり背骨の左右）に縦2枚、足裏に2枚をのせて、30分ほど置きます。

気持ち良いですよ。**効果も絶大。ぜひお試しください。**

**●——アイロン温法**

①裁縫ゴテなど小さなアイロンかドライヤーを用意してください。温度は弱以下に設定。仰向けになり、服の上から胸腺（鎖骨の下、胸の中央より上）を、気持ち良い温度を味わう感じでアイロンを当てていきます。熱くなる前に、アイロンを当てた所にもう片方の掌を当ててください。数回行います。

②同じやり方で、肝臓、お臍の周囲（小腸）もやってください。

③アイロンを強にして脾臓に当てます。熱くなったらすぐに離し、もう片方の掌を当

てください。数回行った後、温度を弱以下に戻しましょう。

④腕や太股、膝、すね、足の甲など、やりたいところに当ててください。

⑤うつ伏せになり、腎臓（右）、腎臓（左）、骨盤の中心（仙椎）の順で1回ずつ行います。次いで、背骨を腰椎より下から上へ数回、背骨の脇を上から下にかけます。両肩、両肩胛骨周辺、両腋の下にリンパ液を流し込むつもりでかけてください。その後、中背部から腎臓に向かって左右ともかけ、お尻、脚裏、膝裏、ふくらはぎ、アキレス腱、足の裏の順でフィニッシュです。

この順番は体液が循環する順番で、そのため**あらゆる症状に大きな効果があります**（ガン細胞も40度以上の熱では死滅するそうです）。なお、火傷にはくれぐれも注意してください。

### ●――温湿布

蒸しタオル（気持ちよい温かさのおしぼり）を用いますが、できたら電子レンジではなく、湯沸器ややかん等で温めたお湯に浸して絞ったものにしましょう。当てる場所は、それぞれの症状に応じたところです。

蒸しタオルはぬるくなったらお湯に浸して絞り直します。

一本で行うので面倒ですが、**効果はこんにゃく温法以上**です。ぜひお試しを。

## 【食事法】

万人に共通する基本的な健康食は玄米や雑穀&菜食です。実行してみると、体は軽くなり、病気も治り、頭も働くようになります。しかし、自然食にとらわれ過ぎてしまう人も少なくありません。肉を食べる人を罪人のように見たりします。けれども、肉が必要な場合もあるのです。人間の歯は32本ありますが、そのうち4本は肉を食べるための犬歯であるため、32分の4、つまり8分の1は肉類も食べられるようにできているわけです。ですから、肉が必要な時があっても不思議ではありません。健康食ということにこだわり過ぎるのは考えものです。

実際、食事法は非常に効果がある半面、危険性もあります。精神的負担が大きいとリバウンドで、過食症や拒食症などかえって健康を損なってしまいますし、何より食**事を通して「健康にとらわれる」ことにつながるのは健康を阻む最大の要因**です。

食事に関して大事なことは、「食べたい時に、食べたいものを、食べたいだけ食べる」ということです。(この順序が重要)

12時だから昼食にしようというのではなく、お腹が空いたら食べること。また、食べたいものも空腹になれば自然に浮かんできます。それが健康な体です。また、食べたくなったら、すぐに止めることも大事です。無理して食べて体を壊したら、かえって「お百姓さんに申し訳ない」のです。**固定観念にとらわれないのが健康になる最大のポイント**です。

しかし、現実は勤めていればお昼休み時間に昼食を食べなければいけませんし、出された食事を見て、目で食べたくなったりします。食べるものや量も栄養のバランスを考えてとか腹八分目など頭で考えがちです。また、体が欲しているものではなく、あてがわれたものを食べていると、次の食事の時に食べたいものが狂ってしまいます。

つまり、「食べたい時に、食べたいものを、食べたいだけ食べる」というのは、現代人にとって〝絵に描いた餅〟の場合がほとんどなのです。

## ●──減食

そこで、まず私たちがやれることは**〝空食〟を楽しむ**ことです。食べるものを減らして、お腹の空いた状態を楽しもうということ。犬や猫など動物は病気になったり怪我をすると食べなくなります。断食した方が早く治ることを知っているのです。私たち人間も、内臓に負担をかけているものから減らしていくとよいのです。ですから、特に**体調の悪い時には動物性脂肪、動物性蛋白質、糖分などを止める減食法を行うと良い**でしょう。

●——0《ゼロ》リング食事法

しかし、口寂しくて、減食法をやり続けられなかったという人も多いようです。そんな人たちには、0リング食事法をおすすめします。0リングテスト（受け手が親指と人差し指で輪を作り、援助者がそれを左右に引いた力の入り加減によって合う食品や臓器の状態などを調べる方法）で合う食物と合わない食物を調べ、合うものを食べ、合わないものを食べないようにするだけです。合わないものを食べないだけで、かなりの効果が期待できます。

●——調味料変革法

調味料を変えることも重要です。たいがいの調味料には合成保存料や人工の薬品が使われています。そういったものは、できるだけ避けた方が無難です。塩、味噌、酢、醤油、砂糖などは天然原料のものに変えてみましょう。自然食品店で手に入りやすいと思います。

●——水グルメ健康法

私たちの体の3分の2は水分が占めています。水を飲まなければ、1週間以内に死んでしまうでしょう。ですから、水分の補給はかなり重要なことです。

食事に含まれる水分やお茶やジュース以外に生水も摂ることをおすすめします。では、どんな水が良いかということですが、金魚が棲める水かどうかを目安にすると良いでしょう。金魚は塩素の多い水道水では死んでしまいます。また、煮沸した水でも生きていけません。ですから湯冷ましの水は、体に良くないのです。水道の蛇口に浄水器をつけたり、水道水の汲み置きに炭を入れるなど工夫をしましょう。

水を飲むのは空腹時です。食事中に水を飲むと、唾液を出さずに食物が呑み込めてしまい、唾液の分泌が少なくなってきます。年をとると、水気がないと食物が呑み込みづらくなりますが、それは唾液の分泌が少なくなっているからです。つまり、食事中に水を飲むのは、老化の促進につながるのです。

## 【様々な生活法】

### ●——心の問題

**心と体は一つです。心は体によって影響を受け、また、体は心によって影響を受けます。**「体にまかせる健康法」と同じように、**「心にまかせる健康法」**が現代的な心理療法と呼ばれる方法です。１９６０年代以降、心理学とは別の心理療法が発達してきました。ミルトン・エリクソンに始まるこの流れはブリーフセラピーとも呼ばれ、現在ではＮＬＰ、ＭＲＩ、ＢＦＴＣといった心理療法に発展しています。

こうした成果を踏まえて、心の内側である潜在意識へのアプローチを通じて、心の悩みを解決し、体の健康を増していく方法があります。目標に向かって、心と体をチューニングしたい人は、そういった方法を活用することをおすすめします。（「第6部心のケア」をご参照ください）

**［音楽療法 etc.］**

心理療法の1つに音楽療法があります。楽しいことは、常に私たちの心身を活性化させます。ですから、好きな音楽を聴くだけでも健康法なのです。自分の聴きたい曲を選べば良いのですが、逆に、何を聴きたいという**欲求がハッキリしているのは、心身が安定している時**です。しかし、自分で何が聴きたいかわからないような場合、その人の発声トーンから、聴くと良い音楽を選ぶ方法もあります。

〝絶対音感〟に優れていれば、その人の声を音階で表現することができます。私はそこから、その人のスケール「調」を検出し、また、「調」は体調によって変化するので、その時の「調」に応じた音楽を選ぶのですが、これは少し難しいかもしれません。

**●――環境改善法**

体の内側の力を引き出すには、住んでいる場所の環境も大事です。例えば、高圧線の下に家があったりすると、磁場の影響を受けます。また、日照の問題も重要でしょう。しかし、今、住んでいる場所が環境が悪いからといって、すぐに引っ越しが可能な人は限られているでしょう。そんな場合には、炭や塩、灰など自然のものを活用して、環境を改善することができます。

炭、中でも１０００℃前後で炭化した白炭（備長炭など）は、環境を良くする力があるとされ、日本では７００年も前から生活の中で使われてきました。

①浄化作用…炭を水に入れればカルキ臭や塩素を吸着するので、冷蔵庫やトイレにも木炭を１つ置いておけば消臭剤の代わりになります。炭が置いてある部屋は清々しい空気が流れているような気がしますが、実際、床下に炭を敷き詰めている寺院も多くあります。

②湿度調整機能…床下や押入に炭を置いておけば（「置炭」）、湿気のある時には吸湿し、乾燥すると加湿します。

③磁場調整作用…パソコンなど電磁波が発生する物の近くに置けば、電磁波の害をシャットアウトします。

④活性作用（保存作用）…中国の古墳で、周囲を木炭で囲まれた遺体の保存状態が驚くほど良かったように、炭には保存作用があり、炭の上に野菜を置いておくと鮮度が保たれます。

また、何よりおすすめなのは床下や庭に炭を埋めるという「埋炭」で、これを行うと、その土地、家が理想的な非常に良い環境になります。

# 第2部　季節のケア

# 第1章　春のケア

## 生殖器系

## 春は〝誕生の季節〟、健康にとって重要な季節です

季節の移り変わりは人の一生に似ています。春は誕生から少年期、夏は10～30代の成年期、秋は40～50代の壮年期で、冬は60代以降の老年期にたとえることができます。人は春に生まれ、夏に栄え、秋に収穫を得て、冬に逝くとも言えるのです。

人間の体も季節に応じて、自然に変化していきます。気象庁が発表する「桜前線」や「梅雨入り」より1週間ほど前から、体の方が先に季節に順応できる状態に変わっているのです。

人の体は、春になると後頭部が開き、肩胛骨が開いて、骨盤が緩んできます。冬になると肩胛骨が上がり、首が硬くなってきます。

ちょうど女性が妊娠すると乳腺が張ってきて、体が自然に赤ちゃんを産む準備を始

めるのと同じように、人間には来たるべき季節を予知して準備を始める能力が備わっているのでしょう。

動物たちは山火事を察知するとサッと逃げてしまいますが、人間の体も本人が意識せずとも、台風が来る前には湿度が高くなるため胸椎の3番、10番が捻れてくるのです。**人間にも動物たちと同じような自然への予知能力、そして対応能力が備わっているのだと思うのです。**

日本は季節の変化に富んでいるのが特徴と言えますが、四季の移り変わりは適応能力が充分に発揮されていない幼児やお年寄り、病人には負担になることもあります。しかし、普通の健康状態の人たちにとっては、四季の変化はむしろプラスに作用します。それは、体が季節に応じてダイナミックに変化するので、体が活性化するからです。厳しい冬の寒さには神経を集中して耐え、暑い夏には開放感にひたるなど、季節への適応を通じて感受性も豊かになります。つまり、四季を乗り越えられる体が健康な体と言えるのです。

四季の中でも、春は誕生の季節です。人間で言えば幼児期から少年期ですから、健康な体の基礎を作る大切な時期となります。

春になると、体は冬の緊張から徐々に緩んでいきます。先にも述べたように、まず後頭部が開き、次いで肩胛骨、そして骨盤が開いてきます。ですから、骨盤にある生殖器系統や腸の動きが活発になります。そういう意味でも、春はまさに〝骨盤の季節〟なのです。この時期、動物たちは発情期を迎え、花は一斉に開花し、（骨盤が開きながら上がるため）人間も心が浮き立ってきます。生命が誕生するダイナミックな雰囲気が満ちあふれる季節です。

そんな春に、花の匂いに敏感になるのは、実は骨盤の働きが活発になるからなのです。花の匂いを嗅ぐ嗅覚は、卵巣の働きと深い関係があります。骨盤の弾力がなくなり生殖腺の機能が低下してくると、匂いが感じられなくなってきます。このことは性ホルモンの分泌が少なくなってくることとも関係があると思われます。逆に、こういう方に嗅覚を取り戻す整体法を行った結果、不妊症が治った例もあるのです。

また、冬の季節の**首の緊張や目の緊張が残っているようでしたら、先に「冬のケア」のページを参考に（基本体操etc.）、首や目の疲れを取るようにしましょう**。特に、目の緊張は骨盤の動きを鈍くさせるので注意が必要です。目の緊張を取って緩めてやれば、骨盤も緩んで動きが活発になります。

骨盤を緩めるためには、**心を空っぽにして、できるだけポカーンとする**ことも大切です。余計な気張りは骨盤の動きを妨げるので、**明るい空想をしてリラックスしまし**

**ょう。**

春は、男性なら意欲やバイタリティを増したり、女性なら生理や妊娠、更年期など、婦人科系統や骨盤系統を改善するのに一番効果が上がる季節です（つまり、**春の健康法は活力をアップさせ、女性の健康法にそのままなる**のです）。**春の健康法をきちんとマスターすれば、若々しく健康な体を保つことができる**のです。

# ●春の基本体操●

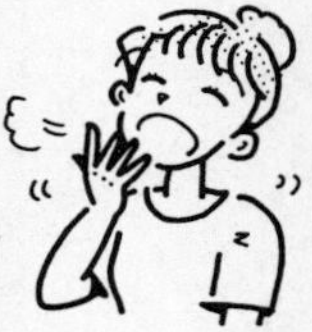

## ①あくび

大きな口をあけて、あくびをしましょう。そして、息を吐き切ります。

春は誕生の季節。人が死ぬ時は息を吸いますが（このことを「息を引き取る」と言います）、生まれる時は吐くのです。あくびが出なくても顔、頬骨、口を大きく広げて深呼吸してみましょう。

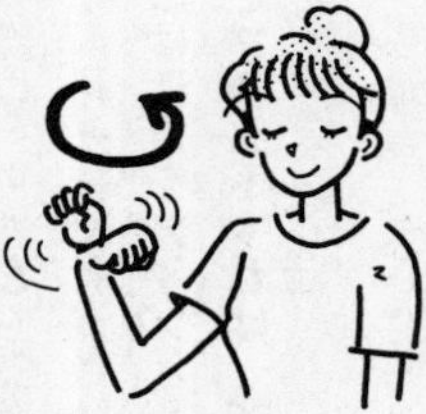

## ②手首の体操

親指を内側にして握り拳を作り、グルグルと大きく回し、手首を緩めます（反対回しも）。左右交互に行い、最後に両方同時に行ってみましょう。

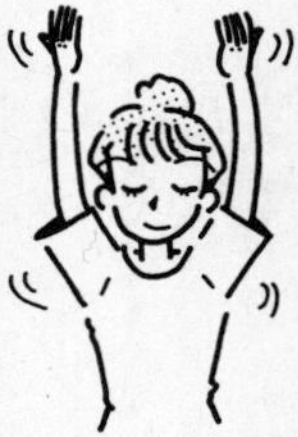

## ③揺手法

腕を気持ちのよい角度に挙げ、指をときほぐし、手首の力を抜いて好きなように30秒以上揺さぶります。そのままの位置で手首をそらし、指を目一杯開き、少しこらえてパッと力を抜いてみてください。これを７回繰り返します。

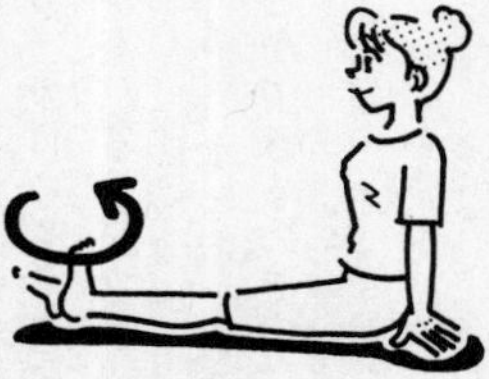

## ④足首の体操

足を投げ出して、回しやすい足から片側ずつ足首を手で回します。外回し６回、内回し６回。

次に両足を同時に足の力で大きく回します。外回し、内回し３回ずつを２回。

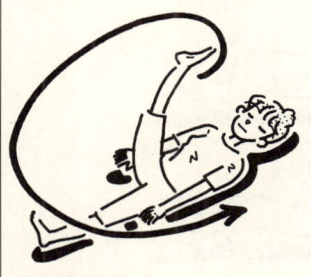

## ⑥股関節体操

仰向けになり、膝を曲げて足裏を合わせ、膝が床につきにくい方の足を調べます。続いて腰幅に足を開き、開かなかった側の足をまっすぐに伸ばしたまま、外回しにゆっくりとできるだけ大きく2回ほど回転させます。

足を下に降ろした時、踵は床につかないようにすれすれの位置に保ち、2回目に腰幅に戻した時にストンと脱力します。

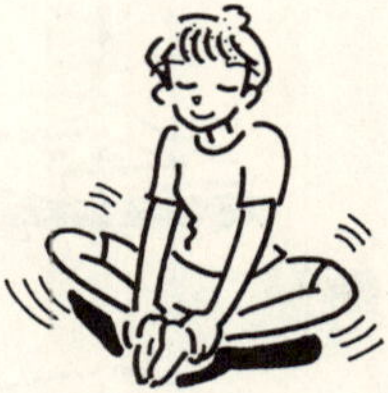

## ⑤蝶々の体操

上体の力を抜いて、蝶々のように自分のリズムで気持ちよく膝をバタバタ上下させます。体操だと思わず、あくびをしたりしてリラックスしながら行ってください。100回以上、何千回でもＯＫ。

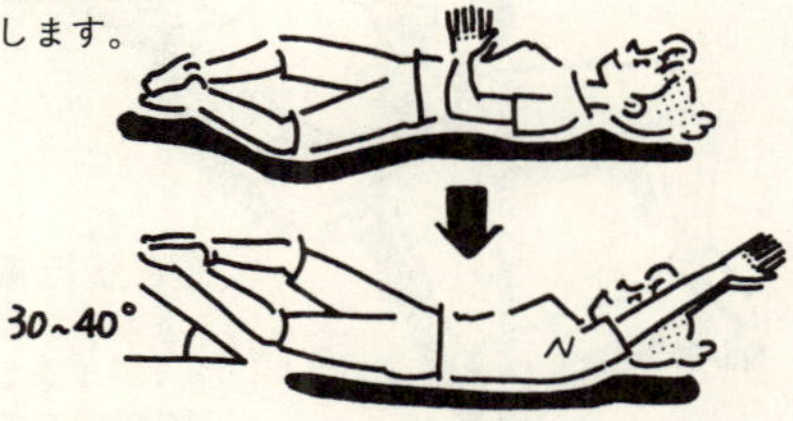


## ⑦合爪法《がっそうほう》

仰向けのまま胸の前で合掌し、足裏を合わせてお尻の方に引きつけます。その体勢から、手と足を合わせたまま床から30〜40度ぐらいの方向に伸ばしていき、そしてまた引きつけます。1秒1回以上が理想ですが無理をせず、自分の気持ちよい速度で行ってください。

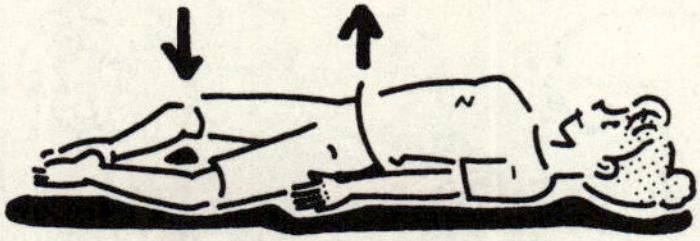

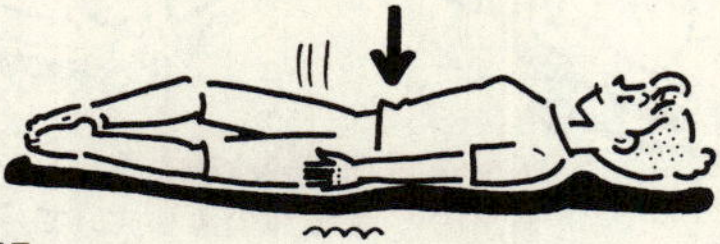

## ⑧骨盤体操

仰向けで足裏を合わせ、膝を床につけるように力を入れ、自然に少しだけ腰を上げます。何呼吸かその体勢を保ち、吐く息に合わせてグニャッと一気に全身の力を脱力します。

脱力のタイミングに慣れてきたら、息を吐きながら腰を上げ、吐ききった瞬間に脱力します。

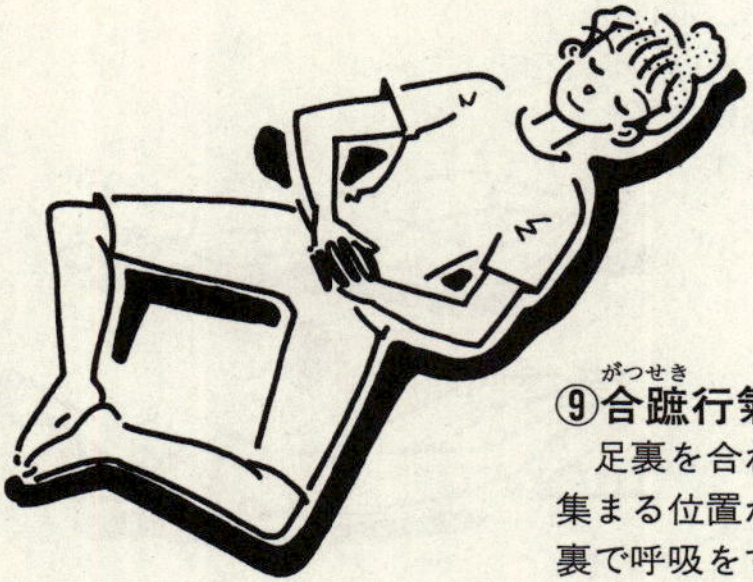

## ⑨合蹠《がつせき》行氣法

足裏を合わせ、少し腰に力が集まる位置が定まったら、足の裏で呼吸をするつもりになってください。両足裏がポカポカ温かくなったり、気が通ったらＯＫ。足の位置をずらして３回行います。

# 花粉症

花粉症にかかる人の体は、アトピーを含めたアレルギー体質の人の体と非常に似ています。花粉症の人もアレルギー体質の人も、肝臓が独特の硬さになっています。ちょうど自家中毒状態の人の体と似ており、触るとわかるのです。

肝臓が硬くなってくたびれている原因は、右腕の疲労と目や神経（頭）の疲労ということが多いようです。右腕の疲労が右の肩胛骨に負担をかけ、それが肝臓にまで波及し、その分左で頑張ろうとして左肩が上がる形になり、左の肩胛骨の動きが悪くなっていきます。花粉症の人たちは、左の肩胛骨が硬くなっている場合がほとんどです。左ですので心臓にも負担がかかる傾向があります。

花粉症にはくしゃみが伴うものですが、くしゃみをすることによって硬直した首や左の肩胛骨をほぐすことができるのです。ですから、花粉症に伴うくしゃみは内部の異常を調整しようという自然良能であると言えるのです。**花粉症という症状が出ないと、一気に心臓病や肝硬変になってしまう可能性がある**のです。そういう意味で、**花粉症は体の中の異常を知らせてくれるサイン**であり、**同時に異常を調整しようという体の働きなのですから**、決して忌むべきものではないと考えていただきたいと思います。

**【運動法】**

心臓や肝臓の弾力を回復させるために、**肩胛骨を動かす体操**を行います。背中に手を回し、右手を上から、左手を下から伸ばし、手をつないでください（逆も行う）。つなげない人はタオルを持ってやってみましょう。また、肩まわしや「後手合掌」（背中側で合掌する）も効果的です。

目の疲れから首が硬直している場合も多いので、**「首の操体法」**（１４２ページ参照）も行ってみてください。

**「春の基本体操」**の中では、足首まわし、手首まわしが特に花粉症には効果的ですが、全て行ってください。（もちろん**「健康法のエッセンス」**も行うこと）

これらの運動で心臓や肝臓の停滞が解消されるに従い、自然に花粉症の症状もやわらいでくるのです。

**【呼吸法】**

**骨盤の後ろ中央（仙椎）に手を当てて、そこで呼吸を行う**つもりになります（こうした**体の一部で行氣を行うことを「部分行氣法」と言います**）。すると骨盤の動きが良くなってきます。

肝臓（右肋骨下）と心臓（左胸）も同様に行ってください（これを「**肝心行氣法**」と言います）。

**【入浴法】**

花粉症には、肘《ひじ》までお湯につける「**肘湯**」がオススメです。右肘で行うと頭がラクになり、左肘だと心臓がラクになります。

最初に左手の肘湯をやれば、左の肩胛骨の動きがよくなり、花粉症の症状が軽くなります。しかし、花粉症の本当の問題は右腕なので、症状が軽減したら右の肘湯も行った方がよいでしょう。

また、**肝臓、腎臓の温法（「こんにゃく温法」**、34ページ参照）も必須です。

目の疲れを取る**〝目の3点セット〟**（152ページ参照）も効果があります。

**「卵巣行氣法」**（168ページ参照）もお忘れなく。

**恥骨を押さえる**方法も有効です。恥骨は皮膚の急所であり、特に左の恥骨は肝臓の働きと関係していますので、アトピー性皮膚炎の人には特におすすめします。

**●鼻づまり**

小鼻の脇にある**「迎香《げいこう》」**というツボを押さえると、鼻の通りが良くなるだけでなく、肩胛骨や骨盤の動きも良くなります。10秒ずつ3回押さえてください。他の急所としては**恥骨や仙椎、足の小指**をもむ等も有効です。うつ伏せになってつまっている側の踵で**お尻を叩く**方法もあります。

**「目の温湿布」**を行う際に、**鼻まで覆って**温めるのも良い方法です。この方法は、頭が緊張して鼻が冷たくなっている人には特に有効です。**ネギの白い部分**を鼻の下に貼る方法もあります。

**「足湯」**や**「足首の温冷浴」**も著効があります。熱めのお湯に1分、水に1分と交互に3回行っているうちに鼻が通ってきます。

# 第2章　初夏～梅雨のケア

## 消化器系

# 初夏～梅雨はダイエットに最適の季節です

初夏～梅雨の時期は、人間にたとえると子供時代を過ぎて思春期を迎え、青年に成長していく季節です。

初夏は5月半ば頃の爽やかな気候であるのに対し、梅雨は雨が続いてジメジメしていて正反対であるように思うかも知れません。しかし、体のポイントは同じなのです。

初夏には胸筋が緩み、胸が開かれてきて、呼吸器系統が活発になり、足に弾力が出てきます。

一方、梅雨に入ると湿気が多くなるため皮膚呼吸がしづらくなってきます。

体を取り巻く状況は相反していますが、これらの体の動きはすべて肝臓がそのポイントとなっているという点で共通しているのです。

そして、初夏から梅雨にかけては、活発になり元気になるのも肝臓であり、負担がかかってくるのもやはり肝臓なのです（ちなみに、人間の体の中で、トカゲのしっぽのように切っても生えてくるのは肝臓だけです）。ですから、初夏から梅雨にかけては〝肝臓の季節〟と言えるのです。

この時期の健康状態を左右する重要なポイントは汗です。

人間の体は、汗を出すことで大便や小便では出しきれないような老廃物を排出しています（実際、合成着色料や人工甘味料、そして公害物質等は、汗からしか排泄できないと言われています）。汗によりこのような老廃物を排泄することができれば、解毒器官である肝臓の負担を軽減することができるのです。

このような理由で、**積極的に汗をかく**ことがこの季節の大切な健康法になるわけです。**汗をかくには、「初夏～梅雨の基本体操」や、何よりも「自働運動」が最適**です。

**息苦しい時は大股で歩く**ことです。普通に歩きながら、時々10～20歩ほど大股で歩くようにしましょう。脚裏筋（太股の裏）を充分に伸ばし、肩を軽く後ろに引き、胸で歩くつもりで歩いてください。

体操や運動をした後は、**汗を引っ込めないように注意**しましょう。それは、汗に含まれている毒素を再吸収してしまうからです。**ネバネバした汗は、特によく拭き取っ**

**てください**（できれば下着も替えたいものです）。体に不必要な汗はネバネバしていますが、運動するとサラッとした汗になります。サラッとした汗は再吸収されませんが、そのままにしておくと体が冷えてしまうので、やはり拭き取ることを忘れないように。

サウナなどで無理やり汗を出すのはあまり意味がありません。その人が気持ち良いと思える運動をした時に出る汗に、体内の毒素が含まれているのです。汗で毒素が排出されるのですから、こういう汗のかき方が体にとって望ましいと言えます。これに対し、サウナなどで無理やり出した汗には毒素は少ないのです（アロマバスや蒸し風呂湯治など例外もありますが……）

発汗の誘導には、運動の他に**「2度差入浴法」**もおすすめです。気持ち良いと感じる温度のお風呂に入り、全身が温まったと思ったらすぐに出て、体を拭いてください。その間に追い炊きして、2度ほど高くした熱めのお風呂に再度入ります。

また、初夏〜梅雨の時期に、汗をかく次に大切なのは食事です。この時期は一般的に食欲がなくなるので（年中お腹が空いている人もおりますが）、**減食するにはベストな季節**です。汗をかいて体内の毒素を排出し、さらに減食を行えば体はキレイになります。ですから、ダイエットには最適な季節であると言えるのです。

先に述べたように、この時期は肝臓や腎臓に負担がかかってくるのですが、減食を行うとそれらを軽減できるというメリットがあります。減食をして肝臓・腎臓を休ませることにより、リフレッシュ効果が期待できるのです。

**肝臓や腎臓に負担をかける食物は、薬の副作用を筆頭にして①栄養ドリンクやビタミン剤（これらは薬であると考えられた方がよろしいでしょう）、次に②動物性脂肪、そして③動物性蛋白質、④白砂糖、⑤酒**などが代表的なものです**（食物以外では、精神的なストレス、右腕の疲れが肝臓の大敵**で、右記の①か②以上に位置します）。これらは減らしていくのが望ましいのですが、**特に乳製品を含む動物性蛋白質は無理に食べる必要はない**のです。それは、日本人の体には乳製品を分解する酵素が少ないからです。そういう点で、**牛乳やヨーグルトは日本人の体に合った食物だとは言いかねる**のです。カルシウムの補給という点では、海藻や小松菜など緑黄色野菜から摂られることをおすすめします。

**体に良い食事というのは、昔ながらの日本人の食事**です。主食はお米。できれば胚芽米や押麦、粟、きびなどの五穀（ただし「もち」ではなく「うるち」のもの）を入れると良いでしょう（私たちの0《ゼロ》リングテストの結果によると、玄米は人により合う合わないがあるようです）。副食は菜食中心が望ましく、肉食はあまりおすすめできません。

食事は「食べたい時に食べたいものを食べる」のが「氣道」における原則です。朝だから、お昼だからと、食欲がないのに時間が来たら食べる習慣がついていませんか？

**食事は本当に空腹の時に食べるべき**なのです。健康な体であれば、体が欲している状態の時に、食べたいだけ食べればよいのです。**活動してエネルギーが足りなくなって、食事で補給するという形が本来の姿なのです**から。

また、**初夏から梅雨にかけては、過去の打撲の後遺症を取るのに良い季節です。**打撲の影響が後々まで尾を引いて、病気の原因になっていることがよくあります。例えば、膝を打つと、打った足の側に体重をかけられないので逆側にかけることになり、重心のアンバランスから骨盤が曲がってきます。そして、膝は卵巣と直結している部分なので、しばらくすると卵巣の働きが悪くなるという2次変動、3次変動が起きてきます。また、打った角度によって座骨に響いたり、逆側の腰に響いたりします。打った衝撃がどこに逃げたのかも大事です。このように打撲は後遺症に気をつけなければいけません。

**特に後頭部と尾てい骨の打撲には注意**してください。**（そうなった場合はよく「愉**

**氣」をされ、できれば整体をお受けになることもおすすめします）**

そして、そういった**打撲の後遺症を取るには、5月上旬あたり（初夏の頃）が最適**で、他の季節には見られないような効果が期待できます。

具体的な方法としては、「初夏～梅雨の基本体操⑧」の**「鼠径部押さえ」**（70ページ参照）**を行うと、打ったところの痛みが出てきます。その場所に手を当てて「愉氣」してみてください。**それにより痛みが出てくることがありますが、これは体の中に潜在していた痛みが体外に出ることで後遺症が解消されてきているということなのです。

初夏から梅雨に入ると、湿気が高くなり、そのため体がだるく感じる人が出てきます。

このような場合には、**座骨神経周辺**（お尻の下から太股の裏にかけて）**の筋肉が硬直しているので、その部分を押さえる**と良いでしょう。

また、**大股で5、6歩歩くことを繰り返す**だけで、かなりだるさが取れるものです。

梅雨には機械も湿気で錆びやすくなるように、人間の体も鈍ってきます。こんな季節は特に**「自働運動」**が効果的です。錆びついた体を積極的に動かしましょう。また、梅雨は磁場に変化が生じるためか、寝た時と起きた時の姿勢がかなり異なっていることが多いようです。夜、**「自働運動」を行って、終わったときに自然に寝た位置、あ**

**るいはその向きに布団を敷いて寝る**と、深い眠りが得られます。

春はうららかに夢を見てプランを立てる時期であり（だからといって、行動したいのに無理に抑えないでくださいね）、初夏から梅雨にかけては具体的に実行に移す季節です。呼吸器系や消化器系が活性化するため、初夏～梅雨にかけて行動力が湧いてきます。このような季節の変化にうまく乗って、自然に行動できるような体になって欲しいと願います。

## ●初夏〜梅雨の基本体操●

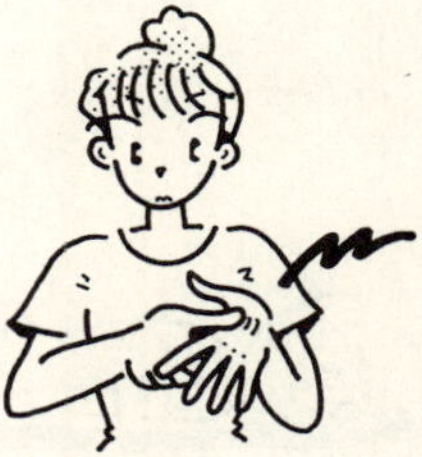

### ①水かきつまみ

指と指の間の水かきをつまみ、よくほぐします。腋の下の後ろ側の水かきもつまみましょう。リンパの流れが活発になり、発汗を誘導します。

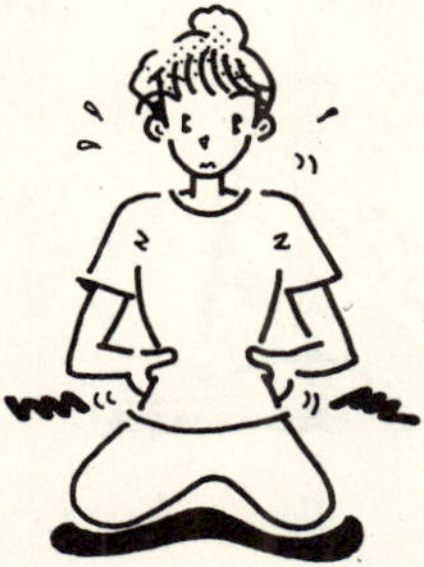

### ②側腹つまみ

脇腹（側腹）の筋肉をギューッとつまみ、外側に引っ張ってポッと力を抜きます。３回以上。厚ぼったい側、硬い側、痛い側を念入りに行います。

続いて硬い側の皮膚の皮１枚をつまんで引っ張ってください。３回行います。

### ③深呼吸

正座になり、息を吸いながら胸を突き出す感じで背を反らせ、吐きながら小さくかがめます。息を吸う時は腕を気持ち良い角度に伸ばし、腰を上げて背を反らせると良いでしょう。

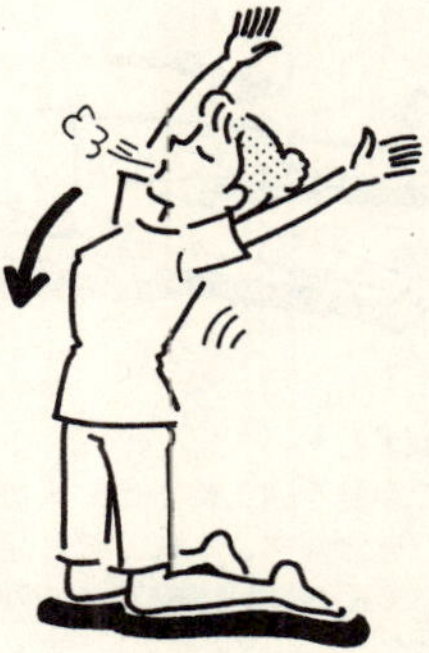

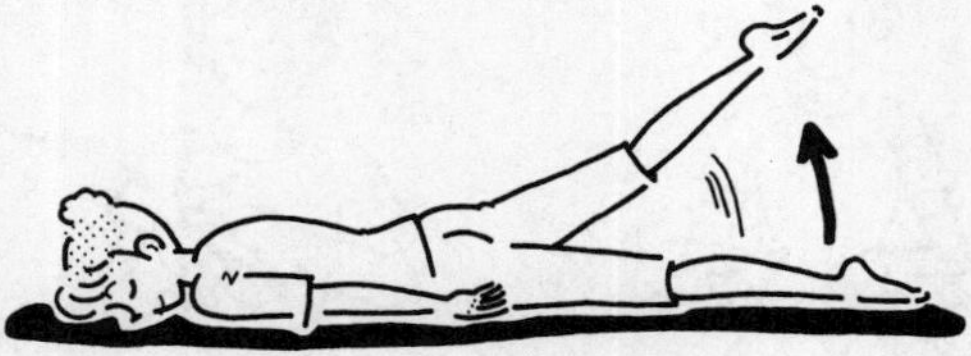

**④バッタのポーズ**

うつ伏せで膝を伸ばしたまま、片足を交互に上げます。２回行ってください。両足同時も１回行ってください。上げづらい側の足を１回多めに上げると良いでしょう。

上げづらいのは骨盤に力が入らない（多くは開いている）のがその原因です。膝を曲げて踵でお尻をポンとたたく方法も試してみてください（これにより、開いた骨盤が締まってきます）。

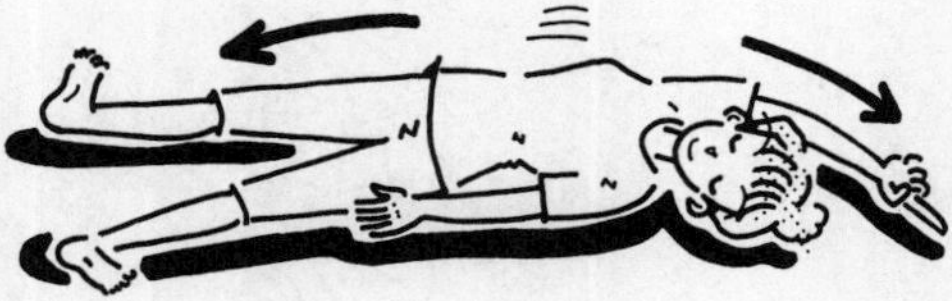

**⑤体側伸ばし**

仰向けで片腕を頭上に上げ、人差し指を伸ばします。腕の下と脇腹（側腹）を伸ばすように、腕と足を弓なりにギューッと伸ばし、ポッと抜いてください。交互に４回行い、行いづらい側を１回足します。

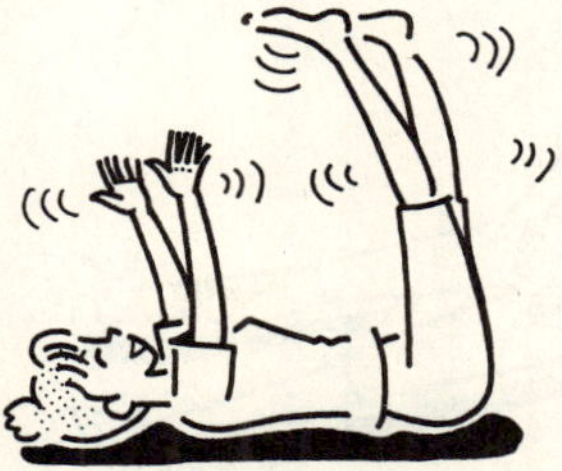

### ⑥毛管運動（ゴキブリ体操）

仰向けのまま、両腕・両足を垂直に伸ばし、手刀を切るように細かく揺さぶります。1分間以上、できるだけ長くやってください。心臓が丈夫になって、疲れが取れます。

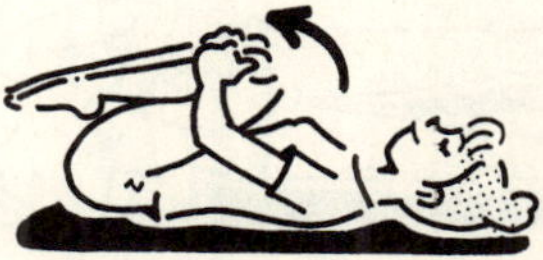

### ⑦呼吸器体操

仰向けになり腕で膝を抱え、膝を胸につけるように引き寄せながら（腰が床から浮かないように）、足を伸ばすようにギューッと力を入れて拮抗させ、ポッと脱力します（ただし腕は膝を抱いたまま）。10回行い、11回目（最後）は息を吐ききった時に腕を外してポッと抜いてください。両足は自然に弧を描くようにピュンと伸びて床に落ちます。

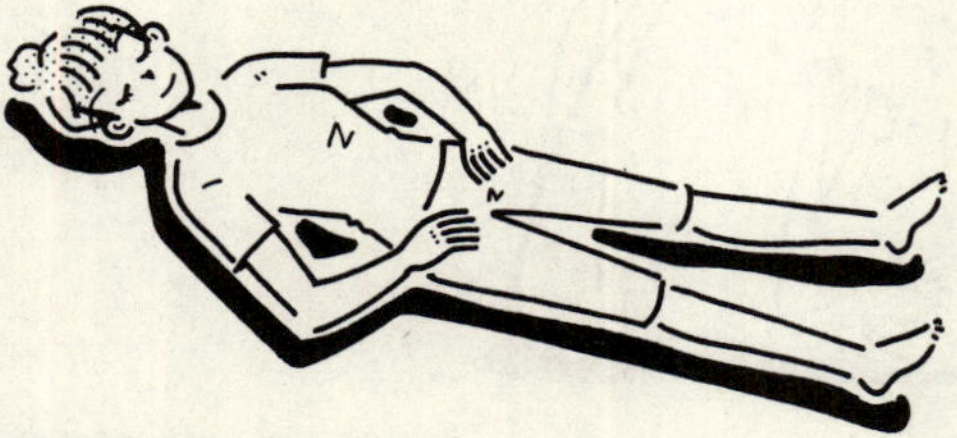

### ⑧鼠径部押さえ

脚の付け根の硬い部分（鼠径部）を軽く押さえ、１分間ほど気を通します（「愉氣」を行う）。すると両足が軽くなり、だるさが取れます。

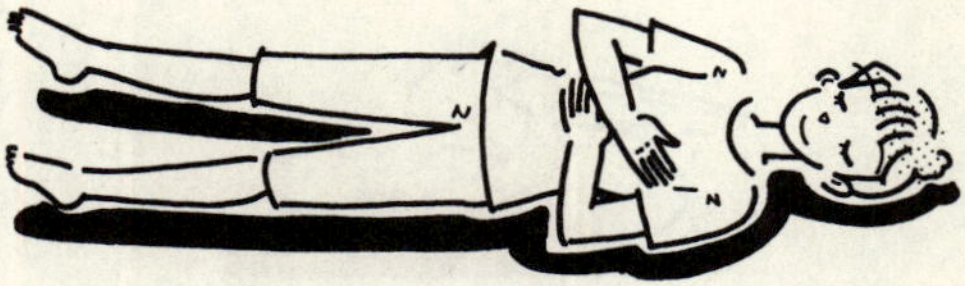

### ⑨肝心行氣法

左の手のひらを右肋骨下（肝臓）に、右の手のひらを左胸（心臓）に当て、手を当てているところで呼吸を行うつもりになります。これにより、くたびれた肝臓がリフレッシュします。

# 第3章　夏のケア

## 呼吸器系

## 夏はよく動く健康な季節、クーラー病など現代病に気をつけて

夏は人間で言えば成人の季節です。**よく動き、よく遊べば、それ自体が健康法**になります。動いて発汗していれば、呼吸器系が活発になりますから、夏は基本的には何もしなくてよいのです。そして、その**何もしないということが理想の健康法**なのですから、夏こそ無駄を省いていきたいものです。

ただし、冷房による体の冷えに対しては注意が必要となります。

夏に水を飲み過ぎると腎臓に悪影響を与え、夏バテになり腰を弱くします。**かなり喉が渇いたら水を飲む前に白湯かお茶を少しずつ飲む**ようにしましょう。水をどんどん飲んでもよいのは、秋（9月）～翌年の春（2月）頃までです。

暑さでフラフラするなどといった夏の急性病は、汗がうまくかけなかったり、かいた汗を引っ込めた時（これを「汗の内攻」と言います）に起きやすくなります。**このような場合は、脚の裏の筋肉を弾いたり、「足湯」を行う**と良いでしょう。**それでも発汗しない場合は、後頭部の盆《ぼん》の窪《くぼ》**を蒸しタオルで温めてください。タオルを小さく畳んで、5センチ四方ぐらいにして当てると効果的です。子供は6～10分間、大人は15～40分間温めます。

**暑さに耐えられない時**には、「夏の基本体操」を行うと良いでしょう。中でも足を机の上に乗せて反り返る④の体操と⑥の「スイッタリー」という呼吸法が効果的です。

動物性蛋白質や甘いものを食べ過ぎている人は、血が汚れているために皮膚からの匂いで蚊が寄ってきます。**蚊に刺されやすい人**は血が汚れており、解毒器官である肝臓がくたびれていると思って差し支えありません。不思議なことに、蚊が刺すのは肝臓の急所など、汚れた血が溜まり、鈍っているところなのです。上肢の肘と肩の間にある**「化膿活点」**（腕の盛り上がった筋肉の下。米粒大の硬結があり、弾くと親指にひびく所＝次頁イラスト）は血液を浄化する急所なので、ここを両側とも数十秒押さえておく（「愉氣」をする）と、蚊に刺されにくくなります（この箇所は特に上半身の化膿全般に効果的です。その場合、化膿がある側の腕を押さえます）。

夏は活動の季節！　湿気が高いため、呼吸器系と泌尿器系が弱い人にとってはツライ時期ですが、**積極的に動く**ことで、夏以降の1年の健康の基礎を築くことができます。**できるだけ動いて、気持ち良く汗をかくのがポイント**です。

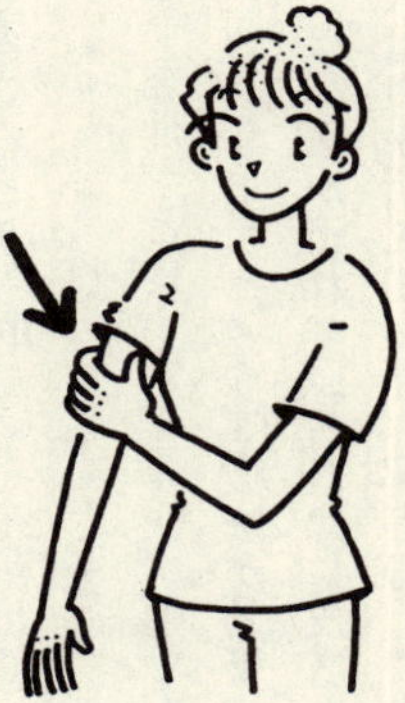

化膿活点

# ●夏の基本体操●

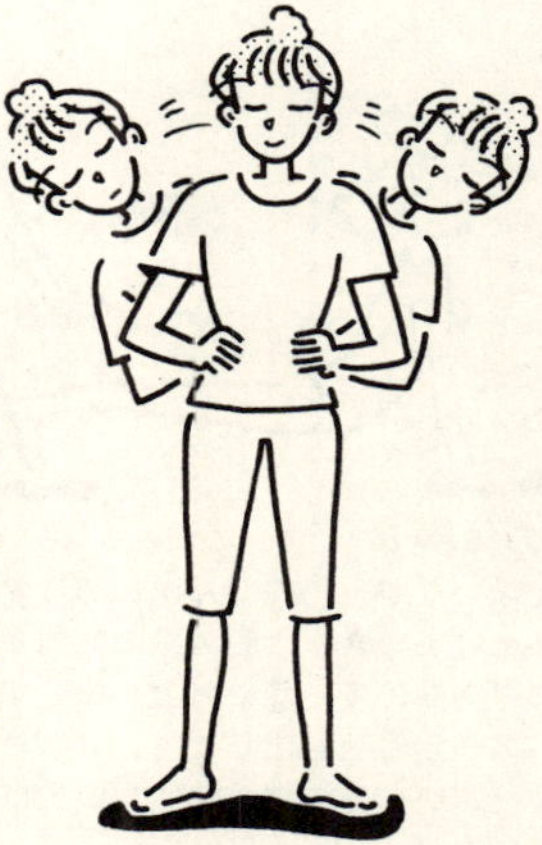

## ①「腰部活点」押さえ

臍の裏の少し上（腰椎２番）から左右に指２本半の箇所（「腰部活点」）を親指で押さえ、上体を左右に気持ち良く倒してみてください。「腰部活点」は腰椎２番の脇にありますが、そのあたりを押さえると左右に上体を倒した時にポコッと穴があく場所があるので、すぐわかります。

左右に倒すだけでなく、捻っても大丈夫です。その部分が緩んでくるまで、倒したり捻ったりしてみてください。

この箇所は腎臓や消化器の急所でもあることから、ここが硬いと夏を快適に過ごしにくくなってしまいます。

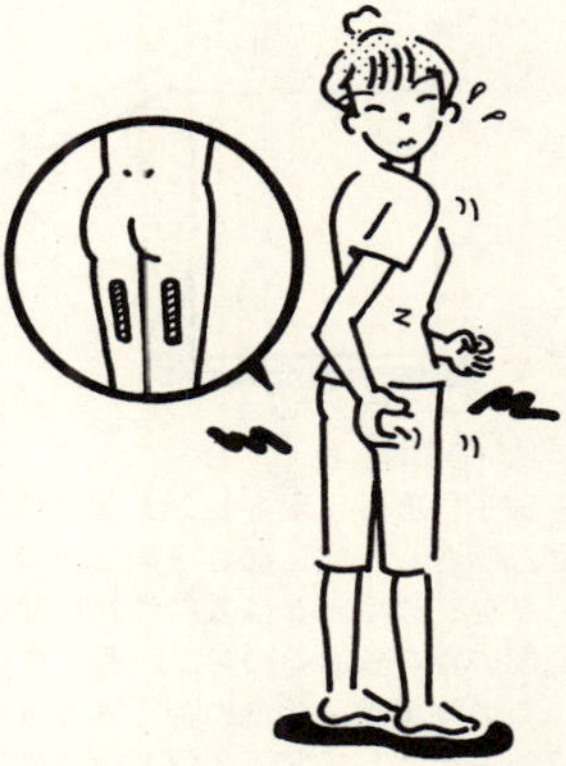

## ②脚の裏筋肉弾き

冷房などで汗が内攻した時に、太股の裏側の硬直した筋肉を弾くと汗が出やすくなります。（その上で大股に歩くとさらに良い）。

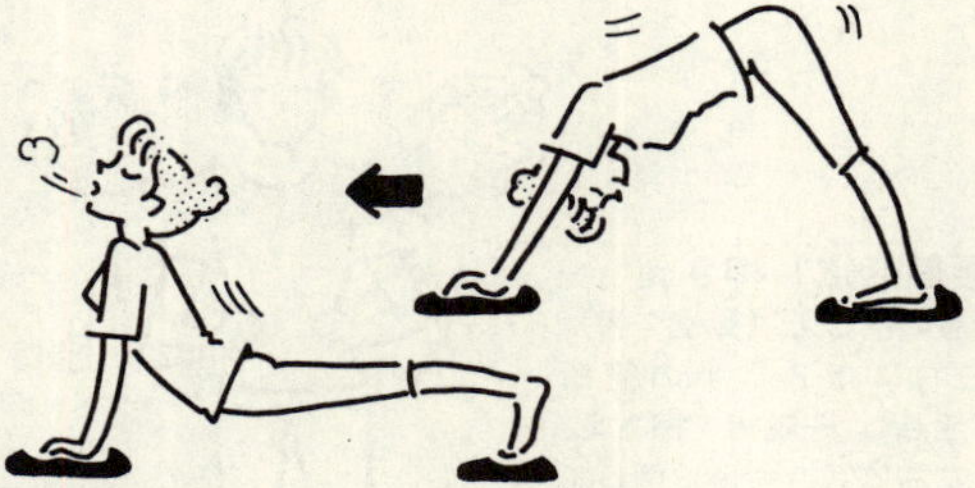

③夏の体操ａ

息を吸いながら、四つん這いの姿勢から手足を伸ばすと同時に腰を持ち上げていき、太股の裏の筋肉をよく伸ばしてください。

次に肘を曲げて、顔やお腹が床をするように勢いよく反っていき、息をハアーッと吐き出します。リズミカルに２秒１回で10回ほど行ってください。この体操が難しい人は、次の夏の体操ｂで代用してもかまいません。

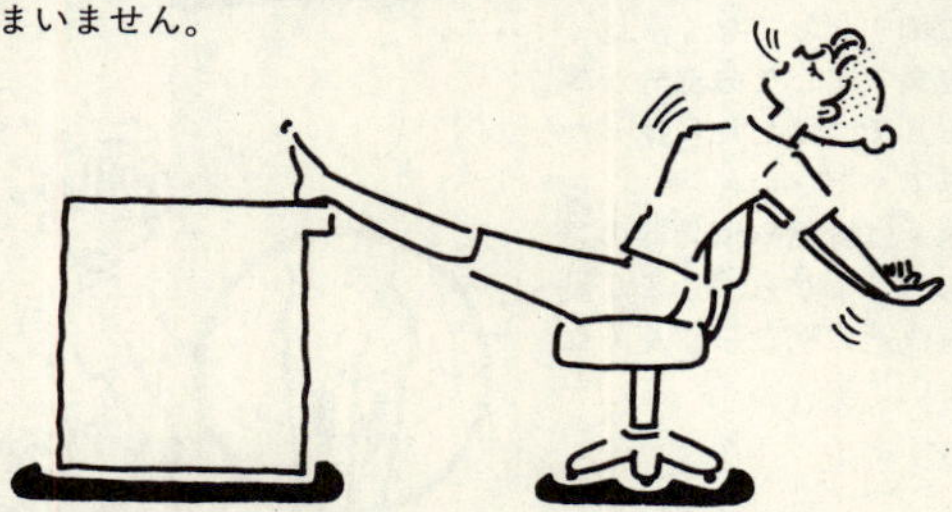

④夏の体操ｂ

椅子に座り、足を机の上などにのせ、上体を反り返らせます。数回繰り返します。息を止めないで行ってください。

息を止めることは夏には特に呼吸器に負担をかけることになり、運動の幅を狭めるので、呼吸器の弱い方には向きません。

この体操は、暑さに耐えられない時には効果的です。太股の裏の筋肉を伸ばして発汗を促すためには、机は高い方が良いでしょう。

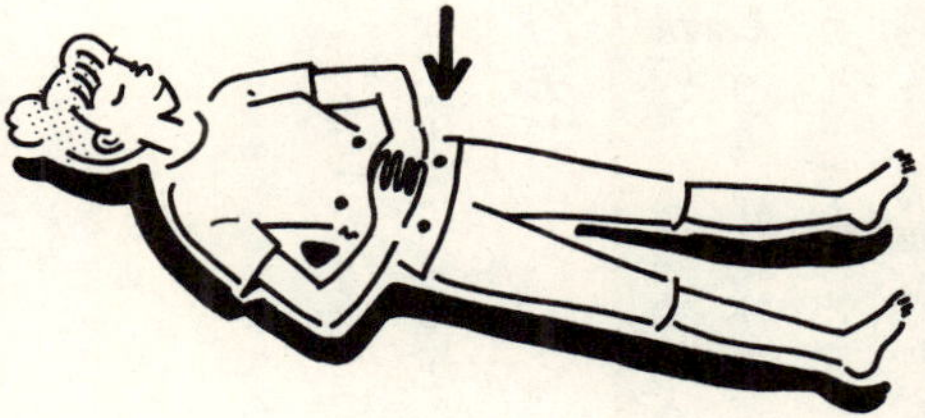

### ⑤腹部押圧

仰向けに寝て、右下腹（盲腸あたり）から右中央、右上（肝臓のあたり）、左上、左中央、左下と６カ所を押さえてください。床に向けて痛くない程度に押さえて、臍に向かって寄せるようにします。何回行っても良いのですが、手術した場所は避けてください。

最後に気になるところをつけ加え、臍に手のひらを当てて「愉氣」するかポカーンとしましょう。

夏はお腹の具合が良ければＯＫですから、お腹全体が柔らかくなるまで続けてください。

### ⑥スイッタリー（あるいは「化膿活点」押さえ）

舌をストローのように丸めて口から１cmほど出し、そこから息を吸います。吐く時は、普通に鼻から吐いて構いません。

これも、暑さに耐えられない時に行うと効果的です。

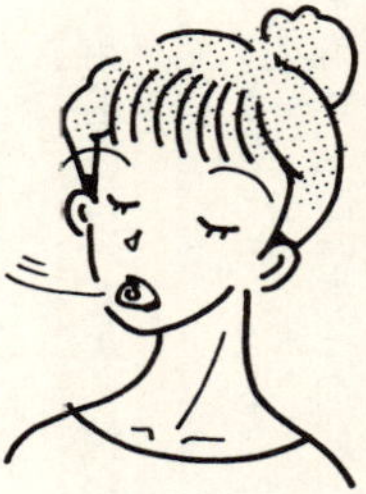

## 冷房病

夏は呼吸器系が活発になるので、動くことがそのまま健康法になるのですが、クーラーなど冷房による冷えにだけは気をつけなければいけません。

**【入浴法】**

**冷房のきいた建物に入る場合や電車に乗る場合**には、その前後に**汗をよく拭いておきましょう。**汗で体を冷やさないためです。

そういう所から出た時には、**太股の裏の筋肉を弾いておいてください。**ここが発汗の急所です。この箇所が冷房の影響で縮んでいるはずですので、弾いてほぐしましょう。その後、**大股で歩く**と筋肉が伸びるのでさらに効果があります。

また、オフィスなど**1日中冷房のきいた場所にいなければいけない場合**は、家に帰ったら体を効率良く温めるため「足湯」か「膝湯」（特に、冷えて消化器系の調子が悪い場合）を行いましょう。（「足湯」を行った後は、生水を飲んでおきましょう）

**冷房がキツくて我慢できない場合は、**体を温める急所である背骨の８番と９番の間（肩胛骨の下あたり）、肝臓、腎臓などを擦ってください。その後に愉氣します。

**【様々な生活法】**

背中や首に風が当たらないように気をつけましょう。

**冷房病は基本的に冷え症と同じですから、「冬のケア」の「冷え症」の項も参考にしてください。**

# 第4章　秋のケア

## 泌尿器系

## 秋は静かで感性豊かな季節、泌尿器系が活発になります

体が秋に入っていくのは、たいてい9月上旬です。まだ夏の暑さが残っていますが、体は涼しさを増していく秋に対応できる態勢を取り始めています。

夏には発汗することで体内の毒素を排出していましたが、秋は腎臓を通じて尿という形で排泄されます。ですから、秋になると泌尿器系の活動が活発になってきます。

また、秋になると涼しさが増してきますので、冷えの影響を受けやすくなります。人間の体は冷えの影響を避けるために自然に収縮しますが、睡眠中など無防備な時は冷えに即応できないために、体の片側だけが収縮してしまい、そのため体が捻れてしまうことが多いのです。体を捻る動作の中心は、へその真裏にある腰椎3番なのですが、ここは泌尿器と直結しています。つまり、冷えると捻れ、捻れることで泌尿器に

負担がかかるのです。冷えて尿が近くなるのはそういう面からも説明できます。このように、だんだん冷えてくる秋は〝捻れの季節〟と言うことができるわけです。冷えのために体が捻れ、腰椎3番だけでは捻れに対処できなくなってくると、胸椎の10番さらには胸椎5番、6番が捻れることで、腰椎3番の負担を緩和、代行させようとします。この胸椎5番、6番の右は、胃酸の分泌に関係の深いところです。このため、冷えによる捻れが胸椎5番、6番まで及ぶと、胃酸過多現象が起こり、食欲が出てきてしまいます。昔から〝天高く馬肥ゆる秋〟と言いますが、実は冷えによる泌尿器系の負担を緩和するために生じた胃酸過多現象なのです。内臓の関係で言うと、体が捻れたままだと腎臓が活発になり過ぎて疲れてしまい、腎臓で処理しきれない余った尿酸が胃酸になってしまうために胃酸過多になると言えるわけです（胃酸は尿酸の廃棄利用なのです）。

秋の健康法としては、まず体の捻れを調整することが大切です。**「秋の基本体操」**には捻れを調整する体操が多く入っていますので、それらを行ってみてください。

呼吸法は、腎臓で呼吸を行う**「腎臓行氣法」**が最適です。

腎臓はウエストあたりが下端になり、その上に位置しています。大きさは握り拳1個分程度になります。そのあたりに手を当て、手が当たった箇所で呼吸をするつもりになってください。

あるいは、腎臓と関係の深い**脇腹（側腹）**をつまんで弾いた後、手を当てて呼吸する**「側腹行氣法」**も良いでしょう。

また、うつ伏せになり（うつ伏せになると腎臓の負担が軽減するので、腎臓にとって良い姿勢と言えます）、足の裏を合わせ、足の裏で呼吸する**「うつ伏せ合蹠《がっせき》行氣法」**（「秋の基本体操」90ページ参照）も効果的です。

入浴法では、足の裏を冷やさないことが重要です。足の裏は腎臓の急所であり、冷えるとさらに体が捻れてしまいます。**冷えたと思ったら、足の甲の骨の狭くなっている所を押さえた後で「足湯」や「膝湯」を行ってください。（その後、生水を多めに飲んでおきましょう。行う前に飲んでも構いません）**

食事については、秋になると徐々に乾燥してきますので、**生水をチビチビと飲むこと**が重要です。

「夏のケア」のところで述べた通り、水を積極的に飲んだ方がいいのは秋（9月）～翌年の春（2月）頃まで、つまり彼岸から彼岸までの間です。この時期は**水グルメ**になりましょう。

ただ、湯冷ましの水では金魚も死んでしまいます（酸素が減少するため）。今はミネラルウォーターがたくさん出ていますから、楽しみながら飲み比べてみると良いでしょう。お酒や甘いジュース類、濃いコーヒーや紅茶などは逆に水分を排出してしまうため体が乾燥してしまいますから、さらに生水を補給しなければならなくなってしまいます。水グルメになれば味覚が鋭敏になり、濃い味のものは自然と欲しなくなります。

秋が深まって冷えて体が捻れてしまうと、感受性が鈍くなってきます。そのため、例えば音楽も大きな音でなければ満足できなくなりがちです。食物も質より量を欲するようになってきます。そうしたことを避けるためにも、水グルメで味覚を通して感受性を鋭敏にしておきましょう。

生水の飲み方は、飲みつけない人がほとんどですから、お猪口やコップでチビチビと飲んでください。食事中ではなく食間に飲みます。そうすると、初めのうちは吸収できないので一時的に尿の回数が増えてきますが、3週間ぐらいすると、吸収できるようになってくるため、回数が減り、1回の量が多くなります。

生水を飲む工夫としては、一度水を口に含んでグチュグチュやって、ネバネバしてきたら捨て、それから「飲むぞ」と言い聞かせてから飲むと吸収が良くなります。

しかし、そういう飲み方をしてさえも、秋が深まる頃になると吸収しづらくなってきます。**そんな時には、塩気のある汁物**（ラーメンでもお蕎麦でも鍋物でもいいのです）を食べ、喉が渇いた時に生水を飲むと吸収が良くなります。塩分のある汁物を呼び水とし、そこで生水を飲むとスッと吸収するということです。

様々な生活様式では、**芸術に親しむ**ことをおすすめします。

秋口はダイナミックな夏のリズムから秋の静かなリズムに移行する時であり、皮膚感覚が密になり、感性がこまやかになります。秋口は副交感神経が過敏になるのですが、そういう時期に感性を磨くことは、それ自体が健康法になるのです。

秋口は神経もこまやかで質に敏感なのですが、秋が深まると体の捻れのために感覚が鈍くなり、量や大きさに反応してきます。ですから、秋口のうちに芸術に親しむようにしましょう。

耳は腎臓と関係していますから、音楽は特におすすめですが、何の芸術でもＯＫです。

## ●秋の基本体操●

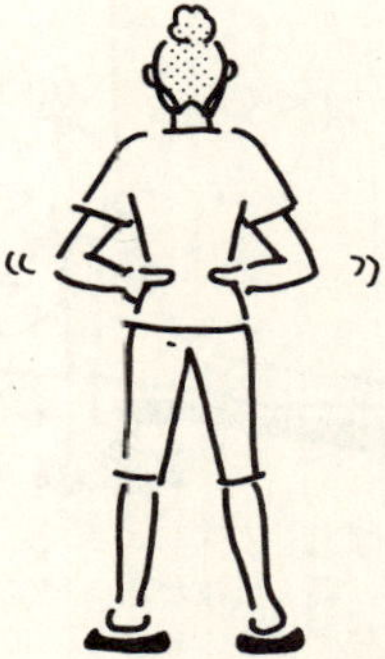

### ①骨盤操体法（「呼吸活点」押さえ）

骨盤の上端、あるいはその上の凹んだところ（「呼吸活点」）に親指を当てがい、腰をゆっくりと回します。左右交互に数回行ってください。

次に、痛みがある角度を探し、そこからラクな方向にフッと回します。そうすることで腰が軽くなってきます。

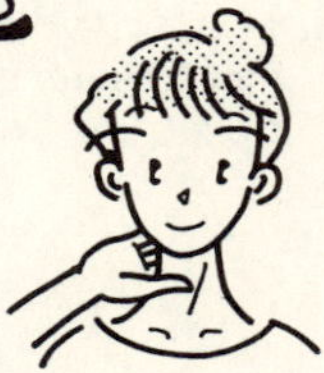

### ②胸鎖乳突筋ゆるめ

首の前側の両脇の筋肉（胸鎖乳突筋）が硬くなっている人は、その部分を緩めていきます。左右どちらか緊張している側を、軽く指でつまんで気を通します（「愉氣」をします）。

軽く押し上げながら、後ろに引くような気持ちで行うのがコツです。

全体的に緊張している場合は、5カ所ぐらいに分けて、下から上の順番でつまんでいってください。

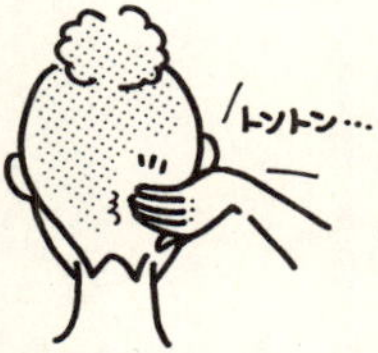


### ③後頭部ひきしめ

後頭部の緩んでいる場所を探し、そこを指先でトントンと軽く叩きます。

引き締まってくると、トントンという音の質が変わってくるので、指先からジーッと息を吐くつもりで気を通してください（「愉氣」をします）。数十秒から数分間行います。

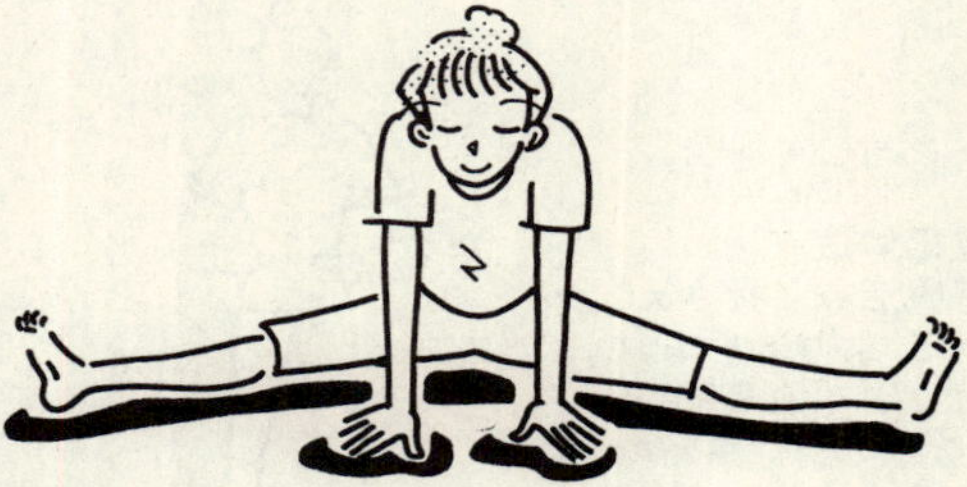

### ④内股伸ばし

開脚して、軽く抵抗がある程度に気持ちよく内股を伸ばします。膝を上下に軽く揺さぶるようにしても良いでしょう。縮んでいる側が伸びづらいのですが、両方の内股の伸びる感覚が均等になるようにしましょう。腎臓が活性化されます。

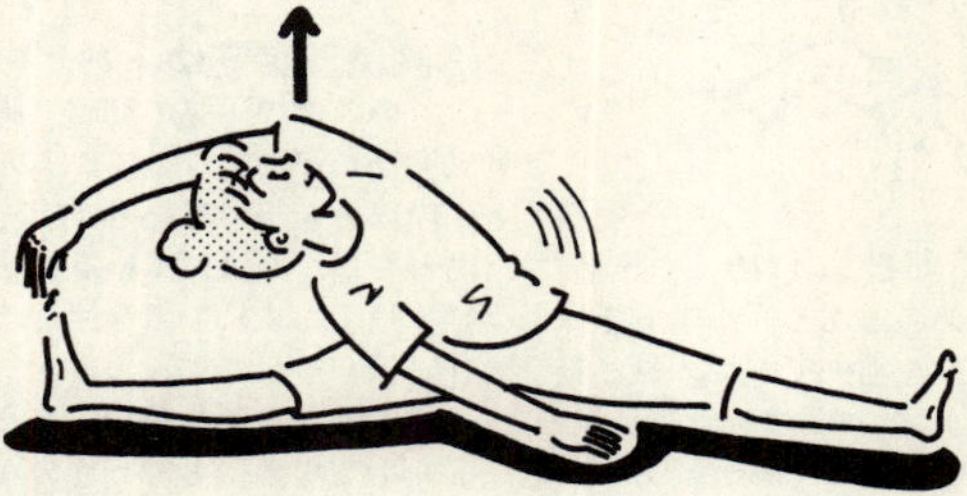

### ⑤左右倒し

座ったまま開脚し、倒しやすい側に上体を倒します。顔が気持ち良く天井を向くように捻ってください。

ゆっくりと呼吸しながら行い、反対側にも上体を倒して同じように捻りましょう。

### ⑥足の内縁部ゆるめ

土踏まずから内くるぶしの間あたりの硬く、緊張した箇所が〝喉の急所〟です。そこを8秒間×3回押さえてゆるめます。

左右の足で緊張差がある場合は、緊張している側の足だけでＯＫです。その後、「足湯」を行えば、喉の痛みは一晩で抜けるでしょう（「足湯」を行ったら、水を多めに飲むようにしてください）。

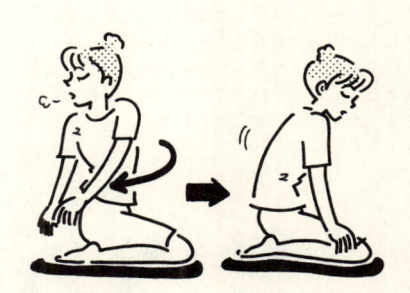

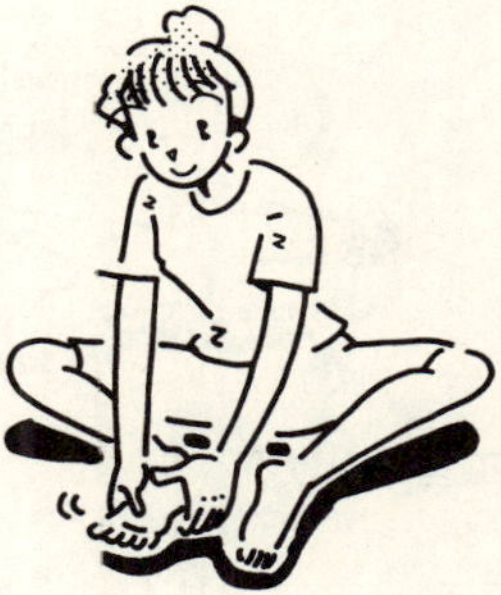

### ⑦背骨ねじり

座って背筋を軽く伸ばし、息を吐きながら背中を見るように上体を捻っていきます。息を吐き切ったところで、いっぺんに力を抜いてください。

力が集まる場所が、お臍の真裏あたり（腰椎3番）になるのが理想です。

左右交互に数回ずつ行いましょう。

捻りやすかった側を１回足してください。

座り方は正座でなくてもＯＫです。椅子に腰掛けて行ってもかまいません。秋は体が捻れやすいので、これは効果的な運動です。

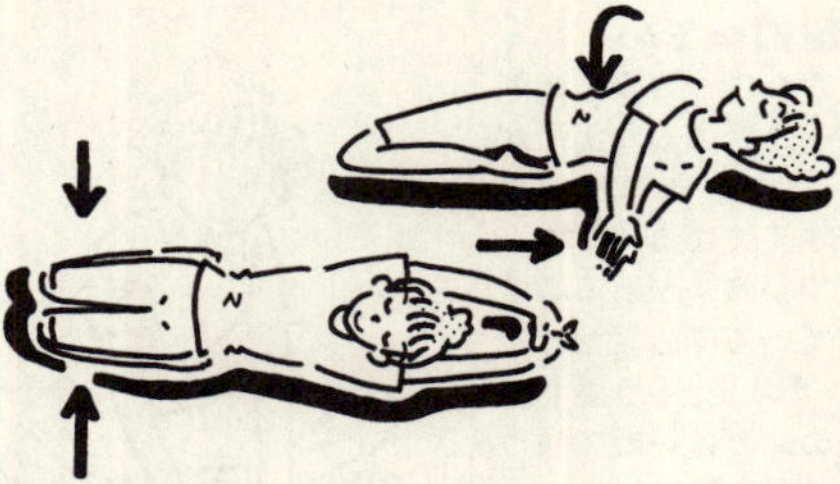

**⑧正座仰向け**

正座のまま仰向けになり、お腹と腰の力を抜きます。息を吐きながら上体を捻り、片方の腕をもう一方の腕に近づけてください。同時に膝も寄せましょう。そして、息を吐き切った時に、いっぺんに脱力してください。左右交互に数回行います。

捻りやすい側を数回足すと、さらに良いでしょう。

次に、頭上で手を組んで手のひらを返し、息を吐きながら肩胛骨を寄せるように腕を伸ばします。同時に膝も寄せてください。息を吐き切った時に、一度に脱力します。3回繰り返した後、暫くそのままで休みましょう。

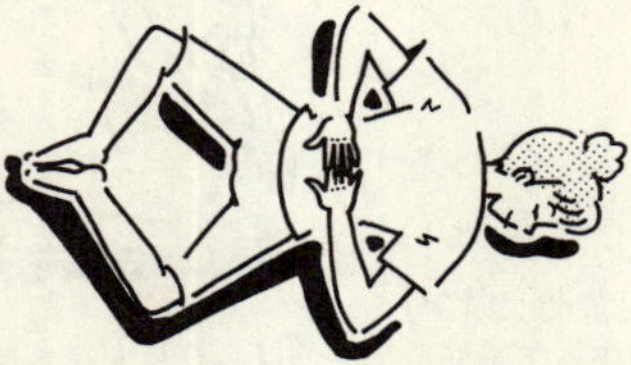

**⑨うつ伏せ合蹠行氣法**

うつ伏せになって、足の裏を合わせます。腰が少し緊張する足の位置を探しましょう。

手のひらは腎臓のあたりに当て（臍の裏ぐらいの位置に人差し指がきた時に、手のひらは腎臓に当たっています）、力を抜いて、足の裏で呼吸をするつもりになると気が通ってきます。両足裏がポカポカしたり、気が通ったらＯＫ。足の位置を、腰がもう少し緊張する位置にずらして３回行ってください。

最後に肛門を６回ギューッと締めます。

# 第5章　冬のケア

## 神経系

## 冬は乾燥の季節、水分を補給して春に備えます

冬になると空気が乾燥し、その影響は皮膚が真っ先に受けることになります。中でも皮膚が一番薄い眼球は大きな影響を受けます。

目と頭は神経系としては同一系統のものですので、目が乾燥すると頭がくたびれ、首が凝ってきます。ですから、冬に入って目が乾燥する時期になると首が凝り、肩胛骨が上がってくるのです。

つまり、冬は〝目の季節〟と言うことができるのです。冬は目に負担がかかる季節なのですが、逆に言えば**目を良くするチャンス**であるとも言えます。常に**「ピンチはチャンス」**なのです。

乾燥への最適な対処法は、**生水をチビチビと飲む**ことです。秋の病気の「食事法」

のところで説明したように、冬の場合も塩分のある温かい汁物をとり、かたわらに置いた生水を少しずつ飲むという方法により水分の吸収が促されます。

加湿器を使用するのは梅雨と同じような状況にすることですから、基本的には良くありません。

また、冬は寒さが厳しいので、慢性的な冷えには注意しなければいけませんが、**「健康法のエッセンス」を行っている人なら「足湯」で乗り切れる**はずです。

心臓への影響を少なくするため、この時期は正面からの風に当たらないように気をつけましょう。

「冷房病」の項でも書いた胸椎の8番、9番あたり（肩胛骨の下端あたりが7番なので、そこから背骨1個分下）をこするかごく軽く叩いてもらうと、30秒くらいでポカポカと温かくなってきます。（この方法は**悪寒をはじめ寒い感じがする時にはいかなる場合にも有効な方法**です）

**暖房を使用する時は、部屋全体を暖める**ようにしましょう。コタツの中で眠らないようにすること。電気毛布や電気アンカを使うなら眠る直前までにし、就寝時には消すこと。エアコンもつけっぱなしにしないこと。このような暖房器具に依存してしまうと体温調節の機能が狂ってしまうことに加え、体が乾燥してしまうので、干からびてミイラになってしまうかもしれません(?!)。

湿気のある梅雨は体が鬱滞しやすく過ごしにくい季節なのですが、空気が乾燥している冬は体にとってわりと負担が少ない時期であると言えます。乾燥している状態で水分を補うことが理想の健康法なのですから、冬に意識して水分を摂取することで、みずみずしい肌や心身を養うように心がけておけば、来るべき春に大きく生まれ変わることができるのです。

## ●冬の基本体操●

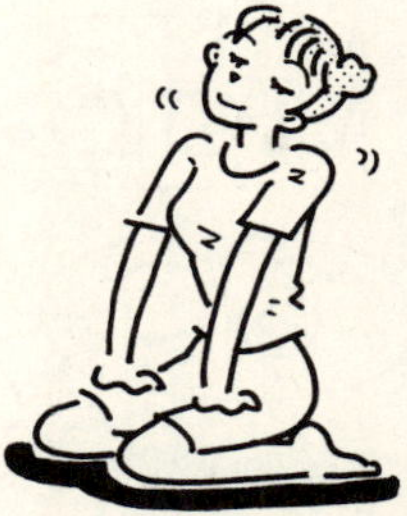

### ①頭脳明晰の呼吸法（上頸緩め）

正座で手のひらを返して太股に置いてください。息を吸いながら首を反らします。息を止めて、数十秒ほど好きなように頭を揺さぶりましょう。

苦しくなったら息を吐きながら、首を前に垂らしてください。3回以上行います。

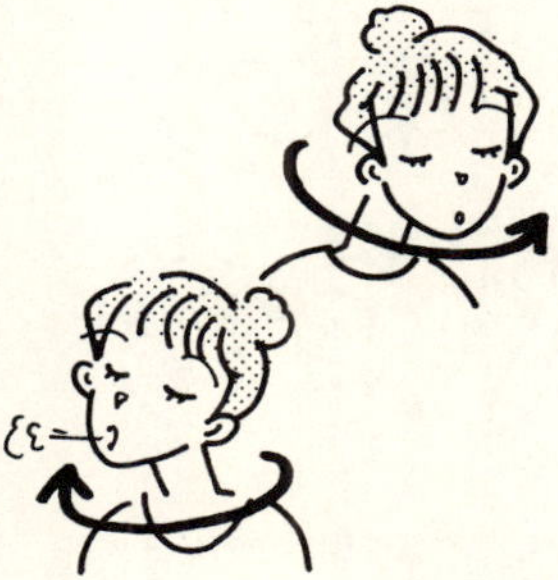

### ②首の操体法

痛いところ、行きづらい方向に顔を向け、そこから息を吐きながら楽な方向へゆっくりと顔を移動させてください（手で抵抗を与えるのも効果的です）。違和感から逃げるようにするのがポイントです。気持ちの良いところで数秒保ち、首と手の力をフッと抜きます。

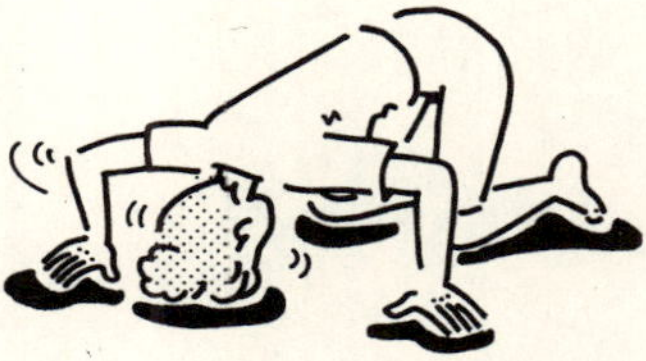

### ③頭のマッサージ

四つん這いになって、頭を床につけてください。気持ち良いように、体の重さを頭にかけていきます。

その格好で頭を転がすようにしたり、首を伸ばしたり、いろいろな部分を刺激してみてください。

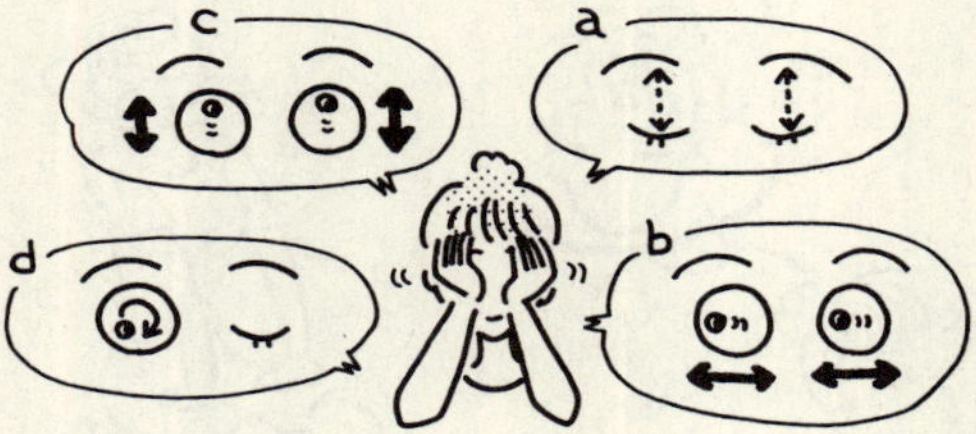


## ④目（頭）の体操Ａ

a　目をつむり、眼球を上下に動かします。６回以上行います。

b　眼球を左右に動かします。６回以上。

c　眼球を前後に動かします。遠くと近くを交互に見るつもりで。６回以上。

d　眼球を左右交互に回転させます。６回以上。これら一連の動作の後には、続けて⑥のパーミングを行ってください。

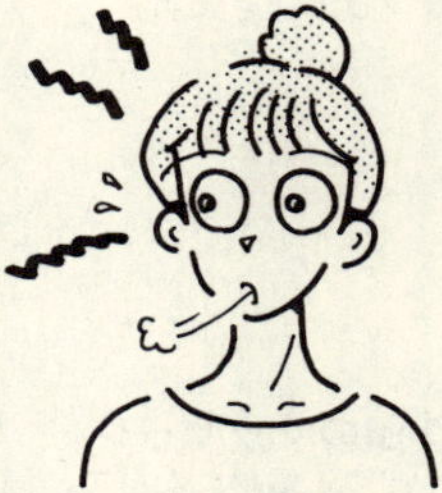

## ⑤目の操体法

痛かったり、向けづらい方向に眼球を動かし、そこから息を吐きながら楽な方向にゆっくりと眼球を移動させ、気持ちの良いところで数秒保ち、目の力をフッと抜きます。

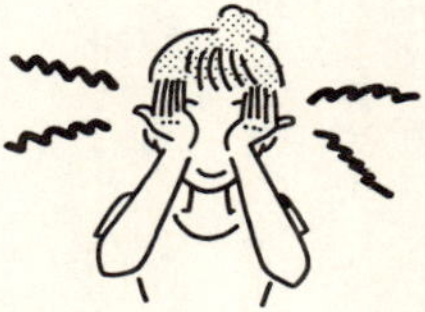

### ⑥目への「愉氣」(パーミング)

a　腕頭骨(手のひらの付け根の骨)で瞼の上から眼球を1分間押圧します。3回行います。

b　手のひらの中央が目にくるようにずらして、そのまま目に「愉氣」してください。コンタクトレンズをしている人は必ず外して行いましょう。押圧している時に、瞼の裏に何か模様が見えてもそのまま続けてください。

目への「愉氣」の代わりに、ただ手のひらをのせて、その温かさを味わいながらポカーンとしていてもＯＫ。「目の温湿布」や眼窩を内から外に押し上げる方法も有効です。

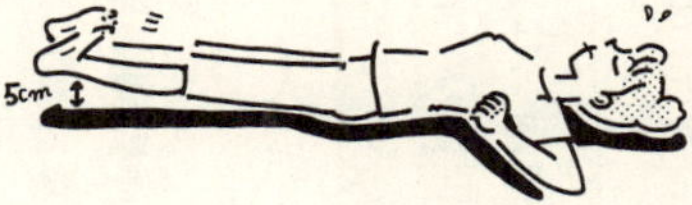


### ⑦目の体操Ｂ

a　仰向けで腰幅(足の内くるぶしが腰幅になるようにします)に足を開き、息を吸いながらつま先を手前に引いてアキレス腱を伸ばし、両足を床から5㎝ぐらい上げます(意識して上げるというよりは、アキレス腱を伸ばす動作に伴い、自然に足が上がるようにするのです)。

この動作により、頭(神経系)を司っている腰椎1番に力が集まります。

b　aの動作と同時に、手を腋の下に近づけるように引き上げながら、肩胛骨をグーッと寄せていきます。顎が上がらないように引きつけておきます。

aとbを同時に行い、息を吸いきったところで一気に脱力すると腰椎1番と肩胛骨間が緩むため、頭脳・神経系の緊張が緩和されてきます。

## 冷える時

冷えると人間は縮こまる格好をします。これは体の熱を外に出さないようにする姿勢であり、キュッと縮むことで体外への熱の放散を減らしているわけです。骨盤も収縮するため体温が下がりにくくなります。

ですから、冬になると体温が下がるという人は、骨盤の動きが弱っているとも言えるのです。

また、肝臓や腎臓の働きが鈍っていると、お風呂に入っても熱く感じないことがあります。ですから、**普段から冷えやすい人は、骨盤や肝臓、腎臓がくたびれている**と言うこともできるのです。

言い方を変えれば、上手くキュッと縮むことができれば、体は冷えないのです。ところが、不意に冷えたり、寝冷えをすると、体が縮まなくなったり片側だけ縮んだりします。そうすると、体が捻れてしまうのです。体が捻れると骨盤や腎臓に負担がかかり、尿が近くなってきます。逆に、排尿を我慢していると体が捻れてしまい、冷えやすくなるということもあるのです。

**【運動法】**

**「操体法」**の捻り動作が最も効果的です。

ただし、「操体法」は行いやすい方向に動くのが基本ですが、寝しなに限っては捻りにくい側にギューッと捻ってポッと抜く方法もオススメです。歪みを強調してから寝ることで、寝返り（＝「自働運動」）を誘導し、冷えを取っていくのです。

冷えて捻れると内股が緊張します。開脚しながら体を左右に倒したり前屈すると、内股がよく伸びるので気持ちの良い範囲で伸ばしてみてください。

**膀胱炎の場合**は、足首を回しましょう。操体法の捻り、自働運動の誘導法の2番目などが有効です。

**【呼吸法】**

**膀胱炎になったら、**膀胱がある下腹部に手を当て、下腹で呼吸するつもりになってください。

## 【入浴法】

**冷えの影響が端的に表れるのは足の甲**です。その場合、たいてい足の甲の3指（中指）と4指（薬指）の骨の間が狭くなっています。左右の足を調べて、狭くなっている側、痛い側、硬い側を広げるように押圧してみてください。

この際、3―4指間に限らず、足の甲はすべて調べてみましょう。肝臓系統の鈍りから冷えがきている人、冷えやすい人、冷え症の人は、2―3指間が狭くなっていることがあります（3指が2指に寄る）。骨盤系統が弱っている人は、4―5指間が狭くなっていることがあります。

2―3指間、3―4指間、4―5指間を調べて一番硬いところを、指先から足首に向けて、間を広げるようにジィーッと10秒間押さえます。3回繰り返してください。

**その後、「足湯」あるいは「膝湯」を行う**と良いでしょう。

冷えが膝に影響して、膝を触ると冷たい感じがする時は、**膝をこすってください。**ここは蒸しタオルでは効果はありません。乾いた刺激が有効なので、手を当てたり、こすったり、あるいは乾いた熱いタオルやアイロン、ドライヤー等で温めます。

冷えると体が捻れ、内股や脇腹（側腹）にも影響が出ます。片側の内股が緊張して腰が捻れると、捻れている腰を支えるために片方の側腹に筋肉がついて分厚くなってきます。

**側腹**を触ると硬い箇所がありますので、そこをつまんでみてください。片側が硬かったら片側だけ、両側が硬かったら両側、わからなかったら両側つまんでおきましょう。ジィーッと10秒間押さえることを、3回行います。最後に外側に引っ張って、ボリンと弾いてください。

側腹のつまみと弾きは腰の捻れだけでなく、血圧を下げたり肝臓、脾臓、心臓の調整にもなっているのです。

**膀胱炎の場合**は、足の外くるぶしの下の左右どちらか痛い側を10秒押さえてください。3回繰り返します。その後で、足を回しましょう。臍まで入る半身浴も有効です。とにかく下腹部を温めておきましょう。

**【食事法】**

腎臓が弱っていますから、**温かいもの、それも汁物**が良いでしょう。**生水**も飲むようにしてください。

膀胱炎の時は、生水をチビチビと飲みましょう。少なくても1日コップ2杯は飲んでください。できれば3杯～5杯飲めれば良いでしょう。温かいお茶や汁物と交互に飲むやり方でもかまいません。

## 【様々な生活法】

体が捻れてくると心も捻れてきます。いつもは気にならないことにカッとなるのは、案外冷えて体が捻れているのが原因だったりするのです。腎臓に負担がかかると、怒りの感情が出やすくなり、喧嘩っぱやくなります。

お布団を干して、暖かいまま寝てしまうのも実は良いことではないのです。余分な汗をかいて、体が冷えてしまうことになります。ですから、布団を干したら、冷ましてから寝た方が良いのです。

同じ意味で、寝しなのお風呂はおすすめできません。温まって寝ても明け方には冷えてしまうため、骨盤の弾力がなくなり、冷えの誘導になってしまうことは基本アプローチでも述べた通りです。

# 冷え症

冷え症の人は、骨盤、中でも卵巣に問題があります。ですから女性は冷えやすいのです。また、骨盤ではなく肝臓等に問題がある場合もあります。

## 【運動法】

「春の基本体操」の**「骨盤体操」**が有効です。**「合蹠行氣法」**も併せて行うと骨盤に弾力がつき、卵巣の働きが良くなります（そのためにも**「春の基本体操」は欠かさず行ってください**）。同じく「女性の体のために」の**生理のページを参考にして、3カ月から半年は生理の時の注意を守ってください。「健康法のエッセンス」も忘れずに**（男性はこちらで！）。

**【呼吸法】**

「合蹠行氣法」が有効です。女性の場合は「卵巣行氣法」（168ページ参照）も効果が高いです。

**【入浴法】**

冷え症の人の足の2―3指間は狭くなっています（実際に冷えた人は3―4指間も狭くなっています）。**ここを日頃から開くように押さえ、親指を回しておくと良いでしょう。**

**「足湯」**も非常に効果的です。足首（くるぶしの上）まで温めることで骨盤の弾力がつき、卵巣の働きが良くなるのです。

肝臓、腎臓への**「こんにゃく温法」**も効果的です。

**【食事法】**

肝臓に負担がかかっているので、**脂物は避けてアッサリした食事を心がけましょう。**

**生水**をチビチビと唾液を混ぜる感じで飲んでください。

## 【様々な生活法】

冷えは体（特に女性の体）に大きな影響を与えることは確かですが、だからと言って冷えをやたらと怖がったり、用心し過ぎる必要はありません。靴下を3枚も4枚も重ねてはいたり、あるいは遠赤外線素材の下着を着たり……。そんなことをしなくても、今まで説明したことを実行すれば、冷え症などは自然と解消していくはずなのです。

乾布摩擦もあまりおすすめできません。冬でも薄着で大丈夫なのが理想的ではありますが、寒い時に寒いと感じないというのは困りものです。こういうのは、体が（つまり感受性が）鈍っているということなのです。寒いと感じたら骨盤がキュッと縮んで、内側から熱が出てくるのが良い体なのです。

これに対して、乾布摩擦で訓練してしまうと（＝皮膚を鈍らせてしまうと）、寒さを感じなくなってしまいます。

また、根性作りのために乾布摩擦を行っている学校などもあるそうですが、体が捻れてしまい、冷えた状態になってしまいます（実際、冷えると小さな体になっていきます）。同様に、お風呂上がりに冷水をかけるという健康法も良くありません。

基本的に頑張リズムは、冷えた体（＝鈍った体＝捻れた体）を作ってしまうのです。

寒くて眠れない時に**靴下をはいて寝るのも良くありません。「頭寒足熱」は確かに人間の体にとって理想の状態ではありますが、自ずとそうなるのが理想**なのであって、人為的にその状態を作るのでは、そうでなくなった時に急に頭に血が行って脳溢血になることがあるのです。これはよく言う「腹8分目」についても当てはまることです（お腹いっぱい食べたのが、胃にとっては8分目なのが理想）。

寒くて眠れない場合は**湯たんぽ**を使うと良いでしょう。電気毛布などは体が干からびてしまい、ミイラと同じような状態になってしまいます。

使い捨てカイロなども常用するのは控えた方がよろしいでしょう。常用していると、つい使い捨てカイロに依存してしまい、体が自らを温める能力が減退していくからです。

**かばいすぎれば体は衰えてしまう**のです。

# 第3部　体の症状別ケア

# 胃痛・腹痛

　胃痛（や胃けいれん）が一番起きやすいのは、季節的には秋から冬にかけて冷えの影響を受ける時期です。これについては、「冷え症」の項（１０３ページ）を参考にしてください。

　また、食べ過ぎによる胃痛は季節を問いませんが、初夏〜梅雨には食物が傷みやすいため食中毒による胃痛・腹痛も見られるのが特徴です。

## 【運動法】

### ●食べ過ぎ体操（イラスト）

　正座をして、仰向けになります（できない方は、背中に座布団などを入れてもOK）。その姿勢から手を組んで腕を頭上に伸ばし、息を吐きながら膝を寄せ、吐き切

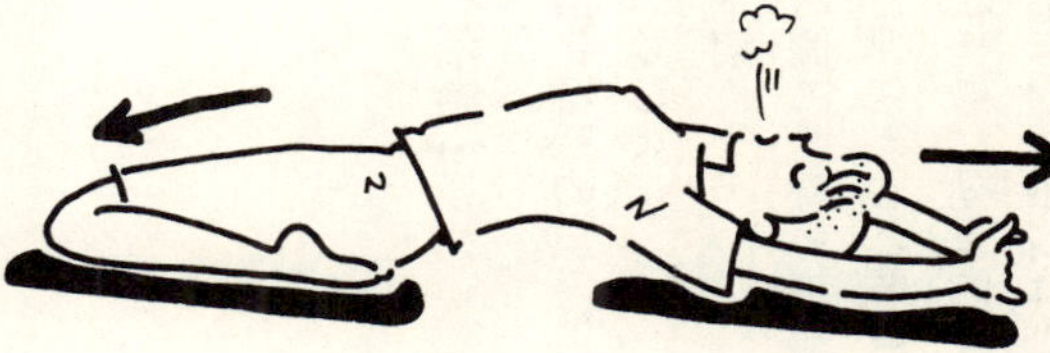

食べ過ぎ体操

った時に一気に脱力します。

**食べ過ぎている人**は、この体操がなかなかできません。できたとしても、腰が反りかえってしまいます。床から腰が握り拳1個半以上浮いたら食べ過ぎです。つまり、食べ過ぎの影響が消化器から腰にまで来ているということです。

**胃が痛い場合**も、この体操を行ってお腹の力を抜くと、胃の中のものが腸に行くため痛みが軽くなります。**胃けいれんの場合**にも有効です。**腰や背骨の弾力がつくので**食べ過ぎている人以外にも効果があります。思春期の人をはじめ**すべての方に有効**です。

この体操を行うと食べ過ぎなくなるので、**ダイエットにも最適**です。ただし、食後に行うと吸収が良くなって逆効果になるので、その場合は食前に行ってください。

**【入浴法】**

消化器系の痛みには**「膝湯」**が一番です。痛む所に手を当てて「愉氣」を行うのも良いでしょう。

**●下痢**

右側の肋骨の下端に**「痢症活点」**（イラスト）という急所があります。ここをグーッと押さえると**悪いものの排泄が促される**だけでなく、下痢や疫痢など「痢」がつく症状全般に効果的です。

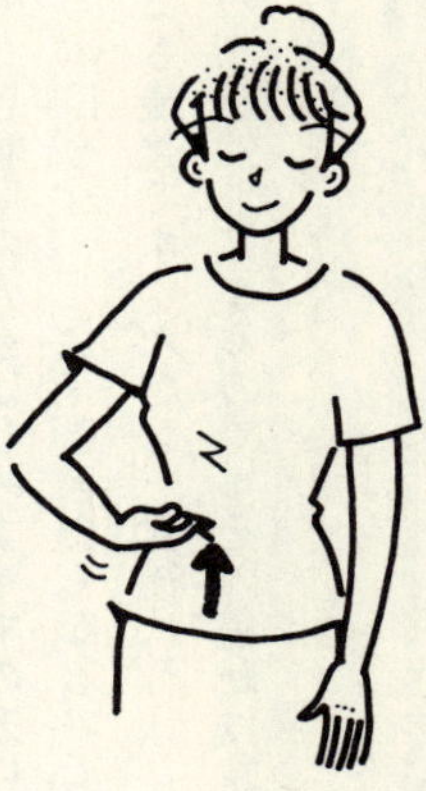

痢症活点

**●食中毒**

基本的に下痢は止めないこと。（ただし、心理性下痢や下腹の力がない時は別）

悪いものを食べてしまっても吐けなくて、中毒による胃痛や腹痛が起きた時には、**足の2―3指間や4―5指間**に反応が出ますから、指の幅が狭く詰まった感じのところを広げるように押さえてください。**足の人差し指のつけねの裏とアキレス腱**（どちらも硬い側）をよくもむことや**足湯**も卓効があります。

**激しい腹痛の場合は、**肝臓だけでなくお腹の周りを温めます。炊きたてのご飯を布にくるんで温める方法や、フライパンで乾煎りした粗塩を和紙で小さく包んで何カ所かに置く方法などがあります。

## ●胃けいれん

冷えが原因の場合が多いので、冷えの急所である**足の甲で詰まった感じのところ**を探してください。だいたい3指―4指間です。10秒押さえましょう。3回繰り返します。**膝湯**をやっておくと良いでしょう。

胃けいれんが来たなと思ったら、**熱い砂糖湯**をコップ1杯飲むとラクになります（**梅肉エキス**があればそれを湯で溶いて飲む）。それでもおさまらないような時は、「秋の基本体操」の**正座仰向け**になり、力を抜きましょう。1～2分しかやらないと、ぶり返す可能性があるので、できれば10分以上やれば落ちついてきます。

正座仰向けが難しい場合は、仰向けに寝て、足を腰幅より広めに伸ばしてください。

**掌を骨盤の下、仙椎の下に入れて力を抜く**と骨盤が緩みます。この体操でも胃けいれんはおさまります。

●**口臭**

胃からガスが上がってくることが多いので、胃に手を当て、みぞおちから左の下の肋骨あたりに手を当ててください。また、口臭のある人は臍の右あたりに硬いしこりがあります。このしこりは腸の宿便ですが、そこを押圧(愉氣)して緩めれば口臭はなくなります。腹部の6点押圧(77ページ参照)も有効です。**緊張での場合は日本茶の葉か松葉**をよくかんでのみます。

●**毒出し入浴法**

粗塩をコップ1杯以上入れたぬるいお湯に入り、追い炊きや差し湯で徐々に湯温を上げていき、耐えられる限界まで浸かって浴槽から出ます(要はアク抜きです)。入浴時間は子供で7~10分間、大人で15~20分が目安です。熱くなってからは無理をしないこと。顔からいくら発汗してもかまいませんが、心拍数が倍以上になったら出た方がよろしいでしょう。

**【食事法】**

食中毒対策としては、**食前や食事中に水を飲まないように心がけましょう。**それだけでO－157は予防できるとさえ言われています。それは、胃液などの殺菌力が増すからなのです。また、**食物の匂いを嗅いでから食べる**ようにしましょう（動物は必ずそうしています）。イヤな匂いがしたら捨ててしまうこと。何か変だと思ったら、無理して食べないことです。

食べてしまって気持ち悪くなったら、**すぐ吐き出す**ことです。**食塩水**を多量に飲み舌の奥に指をつっこむと吐けます。**それで駄目なら小豆20粒を粉末にしたものを水で飲む**と吐き気をもよおします。

吐けない体は下痢になります。こういう場合の下痢は、決して止めてはいけません。下痢止めなどの薬を飲んでしまうと、毒素を排泄するために皮膚にブツブツが出たりします。**（止めなくてはいけない場合はゆで小豆の汁を。普段から下痢癖のある人はニラの味噌汁の常食と「食べ過ぎ体操」**〔5分×1週間。できない人は座蒲団3枚くらいを四つ折りにして重ね、それを腰に当てて仰向けになります。上体が浮く形。緊急の下痢でも1回で止まります〕が効果絶大）

同様に、**皮膚の炎症も薬で抑えてしまうと、肝臓病や腎臓病になったり咳が出たりします。**悪いものを食べたら、すぐに吐き出せるような体になるのが大切なのです。

# 便秘

昔から〝便秘はお肌の大敵〟と言われ、美容に良くありません。胃に何か入ると胃と大腸の反射により排便が促されますが、トコロテン方式で大便をするのは自然な方法とは言えません。朝は排泄の時間ですから、起きたら自然に大便がしたくなるのが自然な体の状態なのです。

**【運動法】**

便秘の予防法としては、**「自働運動」をはじめとする「健康法のエッセンス」**で体の歪みを整えておくのがベストです。

対症法としては、**仰向けに寝て、左膝を曲げて胸に近づけ、そこから一気に蹴るように足を伸ばす体操**が効果的です。**歩く時に左足をポーンと蹴り出すようにして伸ば**

**す**のも良いでしょう。便秘をしている人は左の腰が硬くなっていますが、これらの動作は硬くなっている箇所を緩めるのです。

また、女性の場合、骨盤の動きが悪くて便秘になることもあるので、**春や初夏～梅雨の「基本体操」以外に生理の健康法**（「女性の体のために」参照）も行ってみてください。

**【入浴法】**

**「上肢活点」**（イラスト＝漢方では合谷《ごうこく》と呼ばれる場所。手の親指と人差し指の間の

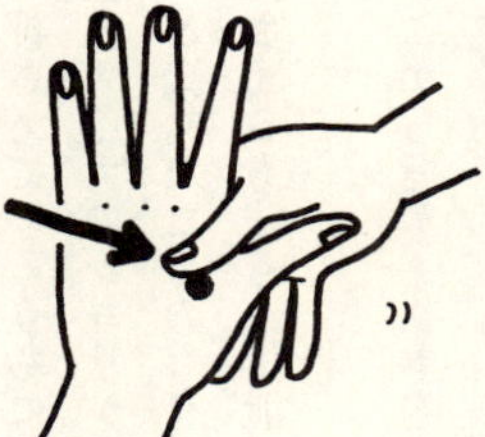

上肢活点

指のまた）の硬くなっているところを押さえます。押さえているうちに便意を催すことでしょう。排便が終わると、硬くなっていた「上肢活点」のシコリがなくなっています。**出そうで出ない時は頭のてっぺんをコンコンと軽くたたく**のも有効です。「胃痛・腹痛」のところで述べた「**痢症活点」を押さえる**方法も、排泄誘導の効果があるのでオススメです。

また、**骨盤（前面）のすぐ内側も急所**ですが、そこから指1、2本内側（下腹部の左右ということ）には「**大便切りの急所**」があります。

便秘には**痙攣性便秘**と言われる肝臓からくる右便秘と、**無力性便秘**と言われる左便秘があります。右便秘は動物性蛋白質の摂り過ぎ、左便秘は甘いものの摂り過ぎが大きな原因となっています。

**骨盤の内側の左右を押さえてみてください。**便が右の腸で停滞しているのか、左の腸で停滞しているのかを調べます（どちらに溜まっているのかが指でわかるはずです）。「毎日排便しています」という人でも、片側に溜め込んでいる場合があります。

例えば、左側なら溜まっているところを縦に触れていくと、区切れがあるのに気づくことでしょう。その区切れている部分が1日分で、その箇所を押さえると排便が促されます。その区切れている箇所が「大便切りの急所」なのです。

**どうしても出ないような時は、腰の根本（へその真裏から少し下に位置する腰椎4番という骨から左右に指2本の箇所。漢方で言う「大腸兪」＝イラスト）を押さえてみてください。**誰かに押さえてもらえればより良いでしょう。**ふくらはぎの中央の硬いところ（承山）**を押さえるのも効果があります。

**【食事法】**

水を飲むのが効きます。冷たい水をガブガブと飲むのが良いでしょう（特に寝起き

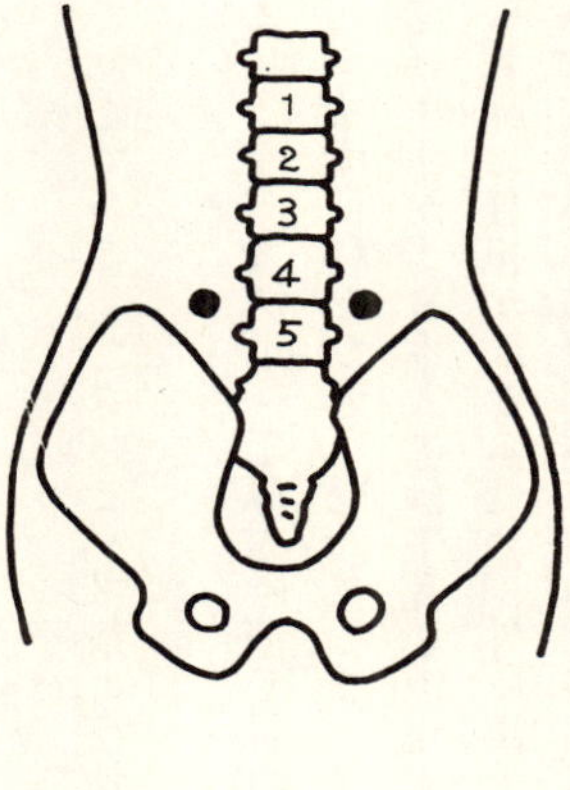

大腸兪

が効果的です。2～3杯）。

**それでもダメな場合は、**粗塩を少し入れて飲んでみてください（ハブ茶より効きますし、野バラより常習性がない）。

間違っても砂糖を入れないように注意しましょう。スプーン1杯の砂糖で胃の働きが1時間はストップすると言われており、ますます便秘がひどくなってしまいます。

便秘の時には牛乳を飲むとよいと言われていますが、日本人には牛乳を消化する酵素が欠如しているとも言われています。胃や肝臓に負担がかかるため、外に出そうとして下痢をするのです。牛乳を飲んで下痢をするというのは、体に負担がかかる方法なのでおすすめしかねます。

**肉食を避け、ぜひ減食を行ってみてください**（**「健康法のエッセンス」**参照のこと）。人によっては玄米も著効があります。

## 【様々な生活法】

便秘は心理的な要素も大きく影響します。

心理的な原因の便秘は左便秘（無力性便秘）です。右便秘（痙攣性便秘）は先に述べた「痢症活点」で排泄を誘導すればいいのですが、左便秘は**「痢症活点」**の反対側に位置する**「感情活点」**（つまり左肋骨の下）や**「大便切り」**の急所（へその左側）を押さえると効果があります。

お化粧やマニキュアなど皮膚の表面を覆うようなことをすると、腸の動きが停滞してお通じが悪くなることがあるので注意が必要です。**濃いお化粧やマニキュアは避けた方が良い**でしょう。**ピアスは骨盤を広げてしまう**（あるいは固くしてしまう）ため、便秘だけではなく、やせたい方にはもってのほかです。

# 風邪

風邪の原因は、現代の医学ではハッキリとはわかっていません。風邪の特効薬を発明すればノーベル賞ものだと言われているほどです。

日本には風邪に限らず、**「症状即療法」**という考え方があります。悪いものを食べたら、気持ち悪くなって吐いたり下痢をしたりします。吐いたり下痢をして悪いものを排出しようとすること自体が〝療法〟になっているわけです。

風邪についても同様に、風邪のウイルスに対抗するために熱が出たり、あるいは毒素を排出しようとして咳や鼻水が出たり、下痢をするのだと認識されています。ですから、**風邪をひくこと自体が自然治癒力の現れ**なのです。実際、風邪をひいた後の体はほんとうにキレイになっています（ただし薬等を飲んで自然な風邪をひいていない人は別です）。

**ですから、ほんとうは風邪の特効薬は発明されない方が人間のためなのです。**ノーベル賞も上手いことを考えています。

このように考えると、**子供が風邪をひきやすいというのは、体がそれだけ敏感で、変化に自然と対応しているということ**なのです。

無駄な風邪をひくことはありませんが、風邪もひけないのは鈍感な体だと言えるでしょう。

## 【運動法】

だるくて動けない時は、無理に動くことはありません。ただし、熱が出ていても動くことが快感である場合は、**「自働運動」がオススメ**です。**「脱力体操」**や**「操体法」も良い**のはもちろんです。

## 【入浴法】

常識的なことですが、風邪の時には**体を冷やさないように注意**すること。特に、**汗をかいた体を風に当てない**ことが大切です。

**お風呂は長湯や寝しなにならないように**気をつけてください。

風邪の時は、「初夏~梅雨のケア」の章で紹介した**「2度差入浴法」**が効果的です。この入浴法を行えば、風邪のひき始めならば一晩で治ることも多くあります。

もう一度、詳しく説明しましょう。

熱めのお湯に体が温まる程度入ります(2~3分)。この時、口の中に生水を含んでグチュグチュしてください。一度立ち上がり、浴槽の縁に腰掛けます。口の中の水は捨てて結構です。そして、立ち上がり足を湯につけたまま湯の温度を2度上げます。その間にタオルで体を拭きましょう。体を拭く時は、手足の末端から中心に向かって拭いてください。拭き終わったら、再び口に水を含んでお湯に浸かります。時間は2~3分程度にしてください。その後、入浴の後始末として、いったん服を着て「足湯」を行うとさらに効果が上がります。「足湯」の後は、充分に水を飲んでおいてください。

**風邪をひいている時は、毎日「足湯」を行うと良いでしょう。**特に、風邪のひき始めは効果があります。1~2分で足が赤くなる程度の湯温で、服を着込んで「足湯」を行えば発汗を誘導できます。**温かいレモネード**(ただし砂糖抜き)とか**生姜湯**などを飲みながら「足湯」を行うと発汗を促すのでより効果的です。

ただし、「足湯」は10分以上行うと体が弛緩して、逆に冷えやすくなってしまいます。また、足首が狂いやすくなりますので、**10分以内**というのは守っていただきたいと思います。

もちろん、高熱でフウフウ言っているような場合は、わざわざお風呂に入る必要はありません。

医者に行くか、あるいは薬を飲むかという見きわめは、38度5分以上の熱が3日以上続くかどうか次第です。

**体温が38度5分以上になったら（つまり平熱より2度〜2度5分以上）、後頭部をお湯でぬらして絞った熱いタオルで（できるだけ髪がぬれないようにして）温めてみてください。**一般の成人の場合、15〜40分行うと発汗が誘導されて、いったん熱が上がってから下がるか、あるいは急激に下がります。ただし、3歳未満の幼児や60歳以上のお年寄りは、血液が頭に上ってしまう場合があるので行わないでください。

**3歳未満の幼児や60歳以上のお年寄りの場合は、冷たい水で絞ったタオルを額の生え際の少し上か頭頂部にのせます。**

**熱が40度以上になったら、**鼻柱を10分間蒸しタオルで温湿布した後で小鼻に愉氣してみてください。それでも熱が下がらない場合は、医者に行くことを検討した方が良いかもしれません。

症状が出ている時は不安が募るものです。安心する意味で、3日たたなくても早めに医者に行くのはかまいません。

**●悪寒**

ゾクゾクッとするような悪寒は、静脈が振動することでバイキンを外に出そうとするために起こります。そんな時は**胸椎8番、9番**（イラスト＝肩胛骨の下端の少し下、みぞおちの裏あたりの場所です）に手を当て、そこを軽くさすってあげると30秒ほどで体がポカポカしてきます。あるいはこの箇所に誰かに「ハアーッ」と息を吐きかけてもらうのも効果的です。

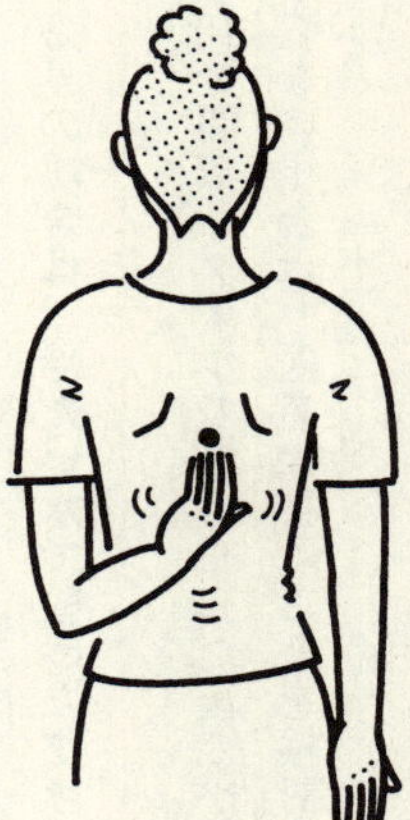

胸椎8番、9番

**●喉の痛み**

**足の土踏まず**（内くるぶしの下＝**親指のライン**）の筋が硬直している所があります

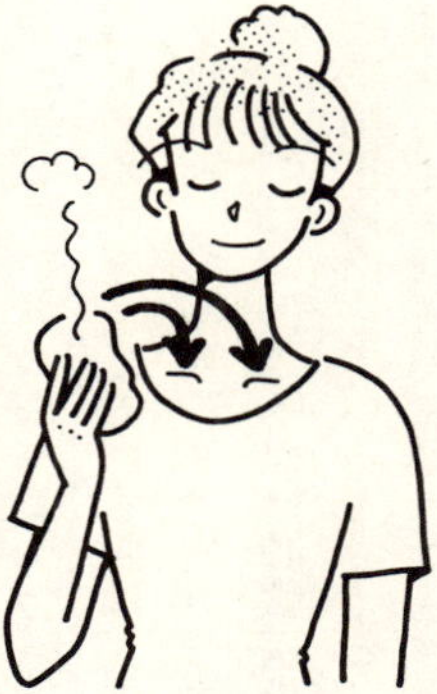

胸部活点

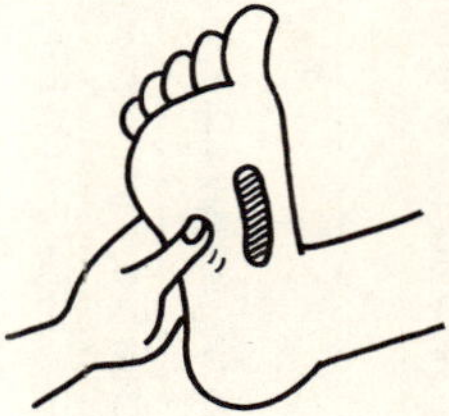

土踏まずの硬結

から、これを押さえます（イラスト）。両足を触ってみて、硬い側だけ行います。

8秒ずつ3回。ゆっくりと丁寧に揉んでください。その後に「足湯」を行うとさらに効果があります（「足湯」の後にはたっぷり水を飲んでおくこと）。

**これでもダメな場合は**（もちろん基本アプローチを行った上でのことですが）、動きの悪い側の手首を回し、恥骨の中央を押さえます（8秒×5回）。

●**咳**

鎖骨の上のくぼみにある「**胸部活点**」（イラスト）は呼吸器の急所です。咳が出る場合には、そこに蒸しタオルを取り替えながら10分ほど当てると効果があります。「胸部活点」を押さえて左右で硬さが違う場合には、硬い側だけ蒸しタオルを当てた方が効果的です。このような場合は、硬い側の肺の脈管運動が悪くなっているのです。蒸しタオルを当てている間は、頭を空っぽにして、できるだけポカーンとします。

咳に限らず呼吸器系の病気や症状は、心理的なものに影響されやすいと言われています。たとえば、喀血は心臓疾患の場合は問題ですが、他の病気の時には血を吐くことで肺を掃除していると考えることができます。にもかかわらず、喀血すると非常に驚いて自分の症状が悪いと思いこんで病状を重くしていることが多いのです。

呼吸器系に限らず、いわゆる病気と言われるもの全てについて、この心理的な要因が大きな比重を占めています。中でも呼吸器系の病気の時には、心がやすらぐような雰囲気作りが重要です。白い壁の部屋では意気消沈してしまうので、暖色系の部屋でくつろげるようにするといった配慮が特に大切になります。

**【食事法】**

**生水や汁物**を小まめに摂りましょう。

大根おろしや唐辛子など、**ピリリと辛めのもの**は発汗を誘導し、肝臓に刺激を与える効果があります。

**咳には大根のハチミツ漬やギンナンの黒焼きが有効。**

ただし、これは**風邪の時に限りませんが、食欲がなければ無理に食べることはありません。**

特に病気の時には、胃に何か入れると体は消化作業を行わねばならず、バイキンに対処する力（免疫力）が低下してしまうため、治癒力が鈍ってしまいます。ですから、病気の時こそ自らの食欲というものを見つめ、**食べたくないのに無理に口に詰め込むようなことをせず、本能にまかせるようにすることがより重要になる**のです。

## 【様々な生活法】

**特に咳が出る時には、目を使わないこと**です。

目の神経と呼吸器の神経は重複していますから、目を使い過ぎると神経が刺激されて咳が出てきます。ですから、風邪をひいた時には音楽を聴くのはＯＫですが、テレビを見るのは厳禁なのです。

**風邪の終わり頃にいったん平熱以下に下がりますが、その時は極力安静にしていてください**（私たちはこれを「安静期」と言っています）。特に子供はこの時期に動きたくなりますが、部屋から出さないようにして、おとなしくさせましょう。

平熱以下に下がるのは、たいがい30分から数時間程度です（経過に体力を使ってしまった場合など、数日以上の場合もあります）。一回目の「安静期」を過ぎて平熱に戻ったら、今度は起き出して動き始めてかまいません。

風邪は確かに注意して経過すべきものではありますが、むやみに怖がる必要はありません。時に学級閉鎖、インフルエンザなどと言われて、精神的に恐怖感にあおられてしまっている人を見かけることがあります。

しかし、私に言わせると**風邪は自然治癒力の現れなのですから、むしろ風邪をひかない方が心配**なのです。やたらに風邪を怖がっても意味がないどころか、心理的なストレスを解消するチャンスを失う弊害さえあると思います。

# 腰痛

腰痛に悩まされている人は大勢います。現代人になぜ腰痛が多いのかというと、椅子に座る生活様式になったことや、女性の場合にはガードルなど腰を締めつける下着を着用していることなどが挙げられます。ハイヒール etc. 他にもいろいろ理由はありますが、この2点が大きな要因になっています。かつての日本人は畳に座り、腰紐で着物を縛ったり、腰の力を使う生活をしていましたが、現代では生活が変わって〝**腰の力**〟がなくなってきたために腰痛が起きていると言えるのです。

ただ、一口に腰痛と言っても、痛い場所は様々です。骨盤だけが腰ではありません。腰の骨（腰椎）は5つあり、それらは骨盤の上に位置しています。5つあるうちの真ん中の腰椎3番（イラスト）は、お臍の真裏あたりに位置しています。ですから背中のあたりが痛いと言っていても、実は腰椎の1番や2番といった上部腰椎が痛いということもあるわけです。

また座骨神経痛も根本原因は腰ですから、一種の腰痛と言っても良いでしょう。

このように腰痛と言っても様々なものがあるのですが、そのほとんどは体の捻れによるものなのです。ですから根本原因を探っていくと、捻りを司る、お臍の真裏の腰椎の3番が関係しているものがほとんどです。椎間板ヘルニア、ギックリ腰になる人は、腰の根元である4番と5番が詰まっているのですが、そういう人でも多くは腰椎の3番が捻れています。

ですから、腰痛を取るには腰の捻れを取ることが基本になります。

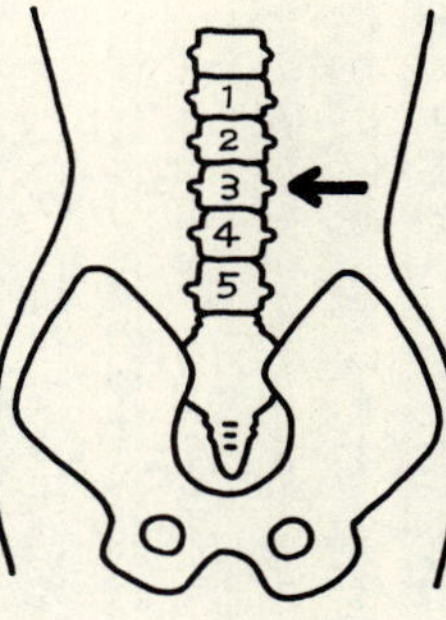

腰椎3番

## 【運動法】

**「自働運動」**が良いことはもちろんですが、**「操体法」**（23ページ参照）も有効です。**「操体法」**を行った後で、**「脱力体操」**（23ページ参照）を行っておけば、さらに効果があります。

もちろん、腰の捻れを取るために**「秋の基本体操」**や**「健康法のエッセンス」**も行っておいてください。

その他にも予防と対症法になる体操（次頁イラスト）があります。

ⓐ**脚（太股）の裏の筋肉の硬い側**を、腿の付け根から弾いてください。

ⓑ両手を後ろに回し、親指で**お臍の裏あたりの骨（腰椎3番）**をはさむようにして、息を吐きながらグーッと押します。そのまま1分ほどキープ。その間の息は普通で結構です。押すと痛みが薄らぎ気持ちの良い場所でOKです。お臍を前に突き出す感じで腰を軽く反らせます。

腰の力を抜くのがポイント。行っていると腰筋の硬さが取れ、指がグーッと入りやすくなります。

ⓒ続けて、**上体を前屈させ、腰を伸ばしてください。**息を吐きながら1分ほど行う

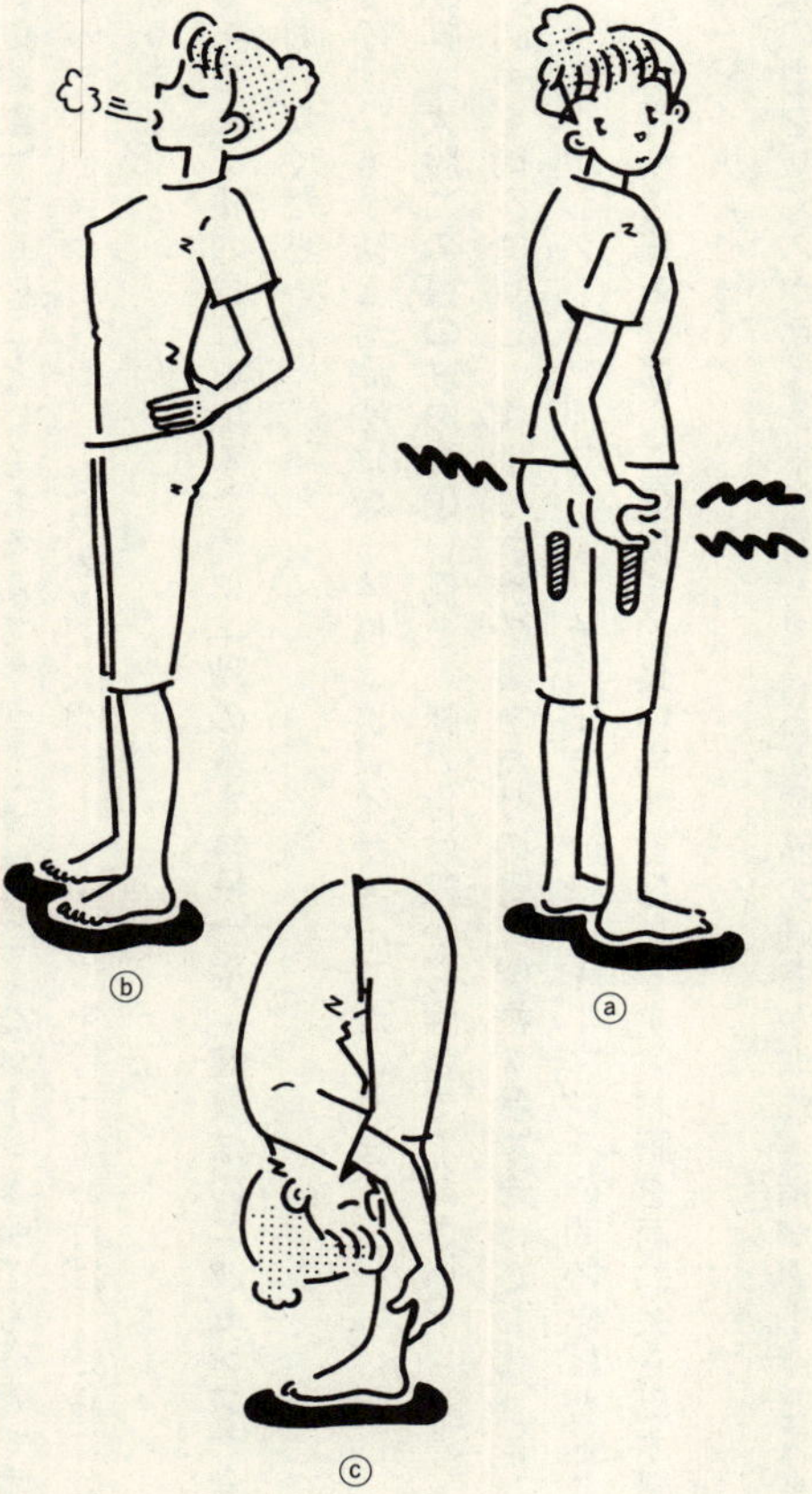

のがベストですが、人目が気になるような場所でしたら腰を伸ばすだけでもＯＫです。上体を曲げるのではなく、腰から曲げるのがポイントです。

**「椅子に座ってできる腰痛体操」**（次頁イラスト）も紹介しておきましょう。

ⓐ「初夏～梅雨の基本体操」の**「側腹つまみ」**を行った後で上体を捻ります。左手を右足の外側にかけ、右手を机や椅子など固定されているものに置きます。**息を吐きながら両手の力を使って、体を左右にグーッと捻ってください。捻りにくい側から捻りやすい側に、**できるだけゆっくりと捻っていきます。その姿勢のままで、数秒間気持ち良い状態を味わってください。そして、一気に脱力して数十秒キープします。

ⓑ次に**膝に手をおいて突っ張り、息を吐きながら、グーッと後ろに反る**ようにします。そのまま腰に力を入れて耐えましょう。少ししたら、手の力をポンと抜いて立ち上がります。

また、**腰の下に手を当て、あぐらをかいたまま仰向けになり、息を吐きながら体中に力を入れ、吐き切った時に脱力＆キープという体操は腰椎３番の腰痛（つまりほとんどの腰痛）に有効ですが、**１週間しか保たないのが難点です。（痛みがなくなったら**「秋の基本体操」と「健康法のエッセンス」**を行えばその後もＯＫ）

**腰痛防止に腹筋や背筋を鍛える人がいますが、残念ながら逆効果をもたらす**例が多

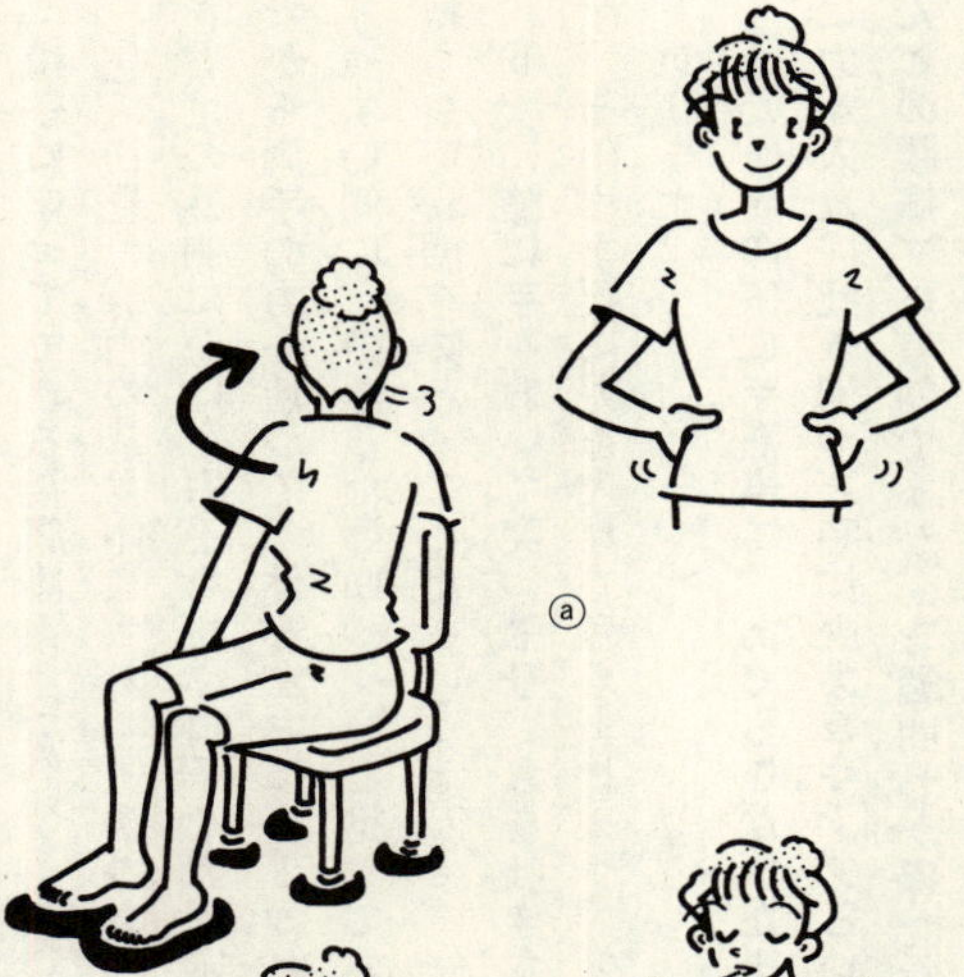

ⓐ

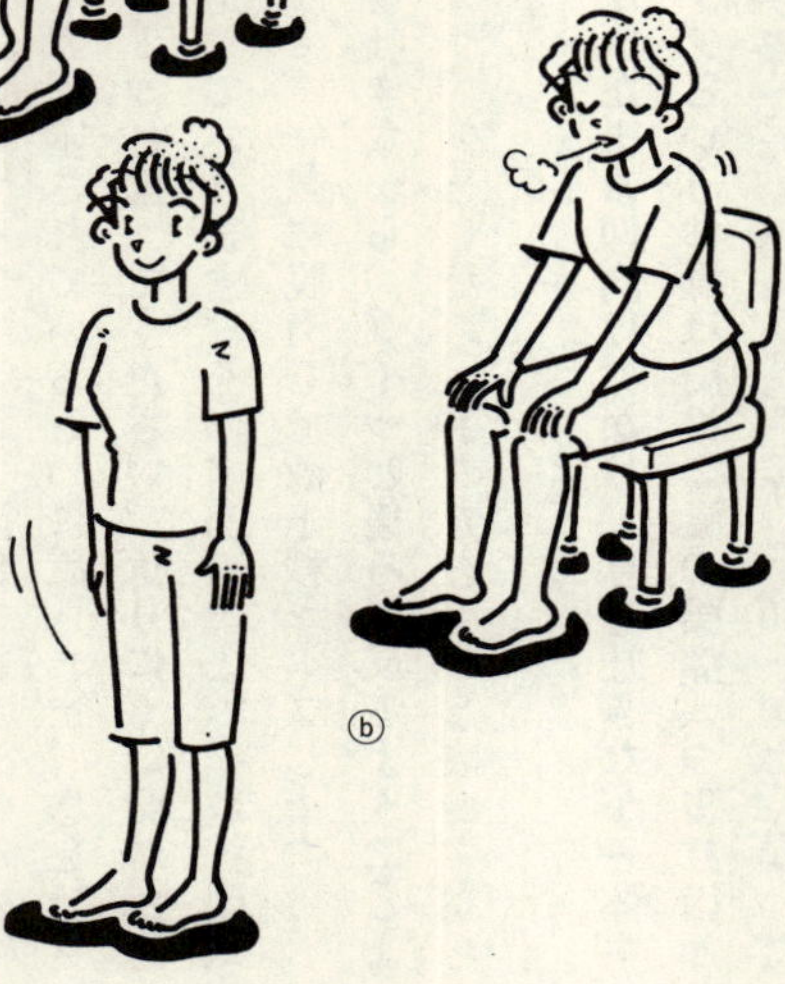

ⓑ

いようです。筋肉を鍛える運動を行って外側だけを固めてしまうと内臓の弾力がなくなるばかりでなく、ギックリ腰になりやすくなります。腹筋と腰は表裏一体のものであり、両者は拮抗した関係にあるのですが、腹筋ばかり鍛えると腹筋が腰の動きを代行することになり、腰の力がなくなってしまうのです。そういう意味でも、外側（筋肉）を鍛える（＝硬直させる）というのは、あまりおすすめできることとは言えないのです。（なお**痛くて運動ができない場合**は、特に「入浴法」の項を参照してください）

## 【呼吸法】

腰に限ったことではありませんが、体の痛いところや違和感のあるところに意識を集めて呼吸するつもりになる**「部分行氣法」**をおすすめします。

意識を集中させるために手を当てるとさらに効果的です。手を当てると違和感が消えてしまうことも多く、手を当てているという触感が感じられますのでより行いやすいと思います。

また、**「脊髄行氣法」の中に腰だけのバージョン（「腰髄行氣法」）**があります。

臍の裏あたりの腰椎3番から息を吸うつもりになってください。臍を突き出すような感じで腰を入れて吸い込みます。背骨全体ではなく、腰だけで呼吸を行う感じです。そうすると、腰が少し緊張してきます。息を吸い切ったら、肛門をグッと締めてください。すると下腹部に力が集まりますので、肛門をさらに締めながら、丹田（臍と恥骨の中間位の箇所）に向かって息を吐きます。つまり、臍の裏（腰椎3番）から息を吸い、肛門に力を入れて丹田から息を吐くのです。

この呼吸法を繰り返すと、腰骨の弾力が良くなり、骨盤もギューッと収縮してきます。女性にとっては、若返りの呼吸法にもなります。

この呼吸法を始めると腰が痛むことがありますが、それは今まで硬かった腰がほぐれ、動きだした効果ですので心配はいりません。

**【入浴法】**

側腹、内股、後頭部などは、腰に関係があります。これらの中で硬いところ（後頭部は緩んでいるところ）を押圧し「愉氣」をしてください。

腰が痛くても、激痛時以外は冷やさないこと。**腰痛に限らず冷やす場合は、氷ではなく「豆腐湿布」**（豆腐をしぼり、4分の1から同量の小麦粉と少量のおろしショウガを混ぜたものを患部に貼る）**が良い**でしょう。

激痛があっても動ける場合は、みぞおちまで湯に入る**「腰湯」**（**「半身浴」**）が効果的です。

通常の腰痛ならば温めた方が良いのですが、使い捨てカイロなどを使うよりは、30分間ゆでたこんにゃくをタオルに包んでのせる**「こんにゃく温法」**の方がこんにゃくの薬効か毒素吸入力のためか、有効です。手間はかかりますが、**蒸しタオルで温めるのもさらに良い方法**です。

**「足湯」**、**「腰湯」**も卓効があります。

**ギックリ腰になった時の応急手当**としては、うつ伏せになり、お尻から腰椎にかけ

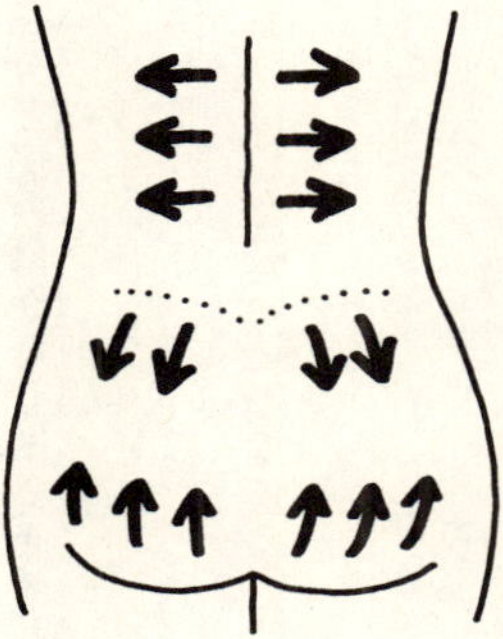
ギックリ腰の応急手当

て図のように撫でてもらってください。10～15分で痛みはかなり消えますが、その後で気持ちの良い所を「愉氣」してもらってください。

なお、ギックリ腰の直接的な予防には、動作と呼吸が合っていることが大事です。重い物を持つ時なども、息を吸いながら、あるいは息を吸い込んで止めてから腹に力を入れて持ち上げれば、ギックリ腰にはなりません。

## 【食事法】

腰を良くする食事というのは、**淡白なあっさりした食事**です。肉食は一時的に元気は出ますが、バテやすい体になってしまいます。菜食にすると疲れにくい体になります。

野生動物でも、肉食のライオンなどは100メートルを全速力で駆け抜けると、血を吐いて死んでしまうと言います。その点、草食のシマウマなどは何キロでも走れます。

腰痛を起こした機会に、野菜中心の食事にして減食すると良いでしょう。甘いものは腰の大敵です。甘みが消化器を働かせなくなり、その結果、腰の弾力をなくしてしまうのです。

## 【様々な生活法】

和服の腰紐（支え締め）を締める位置は骨盤のところです。するとへその真裏あたり（腰椎3、4番）に力が集まるのです。そこは重心がおさまるべき位置で、腰椎3、4番に力が集まっていると〝腰が入っている〟状態になります。

これに対して、重心がそれよりも上に行くと〝腰抜け〟状態になってしまいます。日本文化は、正座など腰の根元に力が集まる姿勢が多いのが特徴です。お相撲の四股もそうです。これに対して西欧は椅子の文化で、腰の重心は上にあります。ですから、日本文化を見直すことが、腰の健康には良いことなのです。

腰が痛くなった時にマッサージや按摩でグイグイと揉んでもらうのは、良いこととは言えません。筋肉は過度に揉まれると、逆に硬直してしまうのです。また強い刺激を受けると麻痺してくるため、その次にはさらに強い刺激でないと効かなくなってくるのです。

**手術もできるだけ避けた方が良い**でしょう。いじり過ぎた体は、なかなか修正できないのです。

**いろいろ自分で試みられて、効果が上がらない場合は他者の援助を受けられること**

**をお奨めします。**

（西洋医学に腰の歪みを正す技術は現在のところ皆無であると言っても過言ではありません）

# 肩凝り

肩凝りも腰痛同様に様々な原因があります。

現代人の場合に最も多いパターンが、目の使い過ぎからくる肩凝りです。目の疲れから首が凝り、肩凝りになります。

次に、食べ過ぎによる消化器の疲れが原因の肩凝りが挙げられます。食べ過ぎて、肝臓、腎臓など内臓が疲労して肩凝りになっている場合も多いのです。意外に思われるかもしれませんが、食べ過ぎによる肩凝りはかなり多いのです。

右の肩凝りは肝臓と関係しているので栄養過剰が原因のことが多く、左の肩凝りは胃や心臓、循環器が原因とされています。

食べ過ぎによる肩凝りの場合は、腕の付け根の後ろ側の水掻きが張っています。「上肢活点」（親指と人差し指の間の水掻き）も硬くなっています。**食べ過ぎがひどく**

**なると、朝起きて両手を握ると力が入らなかったり、ひどい場合はむくむ場合もあります。**

腕の疲れからくる筋肉疲労の肩凝りもありますが、引っ越しや大工仕事などの肉体労働をした後でもない限り、滅多にありません。この場合は肩や肩口が凝ります。

## 【運動法】

まずは「健康法のエッセンス」を必ず行ってください。**どの肩凝りにも良いのが「首の操体法」**（イラスト）です。首を左右に捻ったり、前後に倒したり、回転させたりします。

動かしにくい位置と角度を探して、そこから動かしやすい方向に息を吐きながらゆっくりともっていき（手で抵抗を与えるとより効果的です）、フッと力を抜いてください。

その後、肩を上げて肩胛骨を寄せ（つまり、肩にギュッと力を集めるということ）、ストーンと落としましょう。

四十肩には、「**腕の操体法**」（イラスト）が効果があります。手を上がるところまでもっていき、反対側の手で支えます。そこから上げた方の腕

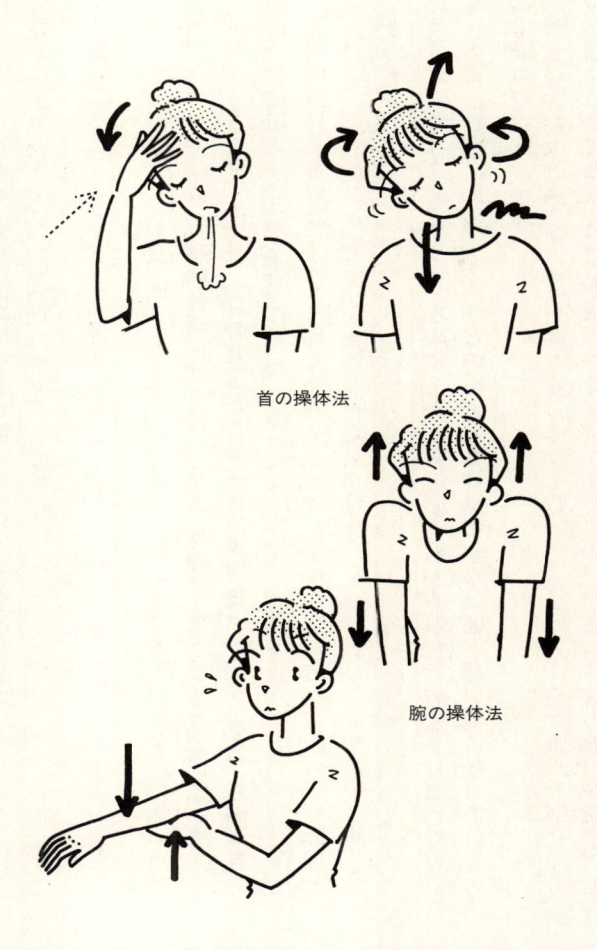

首の操体法

腕の操体法

は下げるように力を入れ、同時に支える側の手で抵抗を与えながら、少しずつ下げ、数秒後に脱力&キープ。即効性はバツグンです。

**【入浴法】**

どんな肩凝りでも、首の硬いところ、肩の凝っているところ、肩胛骨の内側、肩胛骨の真ん中のくぼみ（「肩胛骨活点」と言います）を押さえておくと効果的です。肩胛目からくる肩凝りには、**「目の温湿布」**や**「首の温湿布」**を行うこと。**先の「目の悩み」の箇所**も参考にしてください。

筋肉疲労による肩凝りは、一番凝っているところを押さえた後で、温めておけば大丈夫です。その日のうちに行うと効果的です。翌日になってからでは効果が半減してしまいます。

本人が肩凝りを自覚していないにもかかわらず、肩が衣紋《えもんか》掛けのように張っている場合があります。このように、**どの場合でも自覚できないほど鈍い体になっているのは問題です。**

そういった凝り過ぎている肩凝りをいきなり取ってしまうと、脳に血が一気に上り、脳溢血になってしまうことがあるので注意が必要です。つまり、肩の筋肉が凝ることで、脳へ血液が一気に行かないための防波堤の役目を果たしていることもあるのです。ですから、一気に治そうとせず、ゆっくりと徐々に改善していかなければなりません。

対症法としては、まず**側腹**をつまんで緩めます。

次に、**腋の下**を反対側の親指で頭の方向に突き上げるようにします（イラスト）。ジーンと響く場所があるので、そこを暫く押さえた後で手前にもっていくと、ゴリゴリした固まりを弾くことができ、腕までビリビリと響いてきます（この方法は指や腕の痛み、異常にも卓効があります）。

また、**四十肩の場合**には**肩胛骨の内側**が非常に硬いことが多いので、ここを誰かに押さえてもらうか、温法（こんにゃく等）を行うのも効果的です。肩胛骨の内側を緩めておく方法はかなり有効で、四十肩以外の肩凝りにも効果があります。

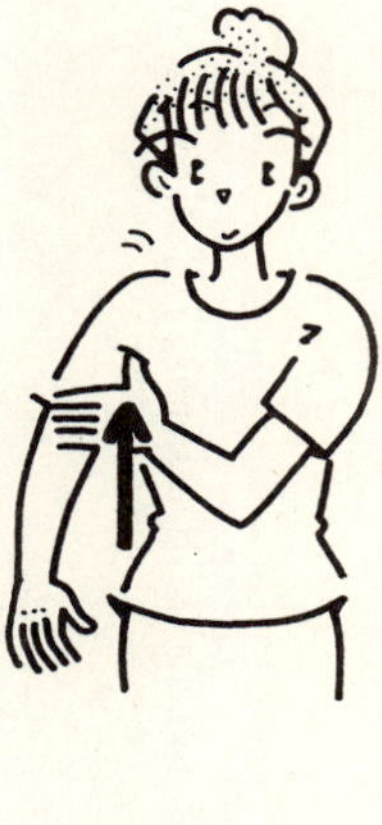

**【食事法】**

ほとんどの肩凝りは、**減食することが基本**となります。(「健康法のエッセンス」参照のこと)

**それだけでもかなりの肩凝りは取れます。**

**【様々な生活法】**

湿布薬を貼るのは良くありません。その時は確かに筋肉を緩めるという薬効はあるのですが、メンソール系の冷湿布は結果として筋肉を硬くします。**蒸しタオル**の方がおすすめです。その上で、漢方薬局で扱っている「**糾励根**《きゅうれいこん》」という湿布をするのも良いでしょう。**この順序は、打撲や打ち身、捻挫、内臓の異常にも適用できるので、覚えておくと良いでしょう。**

# 貧血

貧血になると、ふらふらとしたり、のぼせたようになったりします。

貧血の人は、一般的に首の左側が硬くなっています。首の左側は頭に上る血行を司り、右側は頭から下がっていく血行を司ります。（右側が硬くなっている人は脳溢血の危険があります。脳溢血は脳から血が下がらずにたまってしまうので、右側が硬くなっているのです）

貧血になるかどうかは、腎臓の機能が大きく関係してきます。低血圧も腎臓の機能の低下によって起き、一般的に低血圧の人は貧血気味です。体温も低めですから、**「冷え症」の項**（103ページ）**も参考にしてください。骨盤や生理の健康法も行うこと**をおすすめします。

**【運動法】**

「健康法のエッセンス」は必ず行ってください。

「首の操体法」が一番おすすめです（142ページ参照）。

**【呼吸法】**

特に「**生氣吸入法**」はおすすめです。**腹部（特に下腹部）の運動が良い**のです。

**【入浴法】**

後頭部と首のつながり目あたりの一番凹んでいる箇所（「上頸」）を押さえます（159ページイラスト参照）。

また、鎖骨窩を蒸しタオルで温める温湿布も有効です（125ページイラスト参照）。**土踏まず**（湧泉）を強くこすった後で押圧することや、手の親指の付け根（拇指球）をもんでおくのも効果があります。**応急手当としては**手の甲の薬指と小指の間を6秒間強く押さえるのが卓効があります（左右交互に5回ずつ）。

血が薄い人には、腎臓への「こんにゃく温法」と「秋のケア」が必須です。

## 【食事法】

腎臓の動きを良くすれば血は濃くなります。ところが、貧血だといって鉄分などを補給すると、逆に腎臓に負担がかかってしまうのです。鉄分を補給すると言うならば、最近は少なくなりましたが鉄のフライパンで料理をしたり、鉄瓶でお湯を沸かしたりする方が腎臓に対する負担を少なくすることができます。鉄分の補給にはサプリメントなどではなく、小松菜など食物から摂る方法がおすすめできます。

良い**生水**も飲むこと（40ページ参照）。

# 目の悩み

目の悩みは、白内障・緑内障などの疾患と視力の問題の2つに分けることができます。

白内障・緑内障などの目の疾患は目だけの問題ではなく、内臓を整えていかなければなりません。白内障は肝臓、緑内障は腎臓が原因です。長い間の食べ過ぎによって肝臓や腎臓が疲弊した結果ですから、これらに対しては減食法が有効です。「自働運動」や肝臓や腎臓の温法も効果的です。

視力の問題には多くの人たちが悩んでいます。しかし、遠視も近視も治し方は同じです。実に単純な話ですが、目を酷使した後、積極的に休めれば良いのです。

とかくファミコンやパソコンが目に悪いと言われますが、もっと積極的に目を動かしながら使えば、目の訓練法にすることもできるのです。ファミコンでも画面から離れてしまうと視点が固定されてしまいますが、少し画面に近づくと表示に従って目玉も動かさざるを得ません。そうやって充分に目を動かしたら後で、たっぷり目を休めるようにすればファミコンやパソコンを使いながら視力を回復することも可能だと思います。電磁波の問題があるので、積極的におすすめする方法ではありませんが、少なくとも「ファミコン・パソコン＝目に大敵」と思いながら使うよりは良いでしょう。

**【運動法】**

電磁波の問題もありますのでパソコンではなく、本の文字を見つめる方法をご紹介します（153ページイラスト）。

**本を目に近づけて中の一字をジィーッと見つめてください。次に遠くを見ます。**そうすると目が疲れてきます。一点集中と遠方を見るということを交互に6回行ってください。

**眼球の運動**も行いましょう。上下左右に6回、逆回りも1回行います。目はつぶって行います。

**次に、耳のふち**（これを**「耳殻」**と言います）の中央を5秒引っ張ります。その後、中央から上の5カ所を5秒ずつ引っ張っていってください（痛い位に押さえます）。

**上まぶたのところの骨（これを「眼窩」と言います）も目の急所です。**中央から外側へ向かって押さえていくと凹みがあり、そこで指が止まるはずですので（少し痛いところです）、5秒押さえるということを5回繰り返してください。

**手のひらの付け根で眼球をグーッと押さえる押圧（「パーミング」）を30秒位行います。**何回かに分けて行ってもＯＫ（コンタクトをしている人は必ず外しましょう）。**「耳殻を引っ張る」、「眼窩を押さえる」、「眼球を押圧する」——これが「目の3点セット」であり、目の悩みに対する対処法の基本となります。**

目がくたびれてくると、首の上の方が硬くなり、次に肩が硬くなって、最後はみぞおちの裏側あたりの腰椎（腰椎1番）まで硬直してきます。腰の上部（腰椎の1〜3番あたり）にまで目の疲れが波及してくるのです。目の疲れが腰までくると、姿勢は前かがみになり、意欲は減退し、怠惰になります。腰椎1番は眠りとも関連しますので、ここが硬くなると眠りが浅くなってしまいます。こうなると夜もなかなか眠りにくくなるため、寝る前にテレビを見たり本を読んだりして目の疲れに追い打ちをかけながら眠りにつくことになるので、さらに眠りが浅くなるという悪循環に陥ります。

そんな時に「目の3点セット」を就寝前に行うと、よく眠れるようになるだけでなく、二度寝を防ぐことができるのです。二度寝というのは、体としては睡眠時間が足

眼球の運動

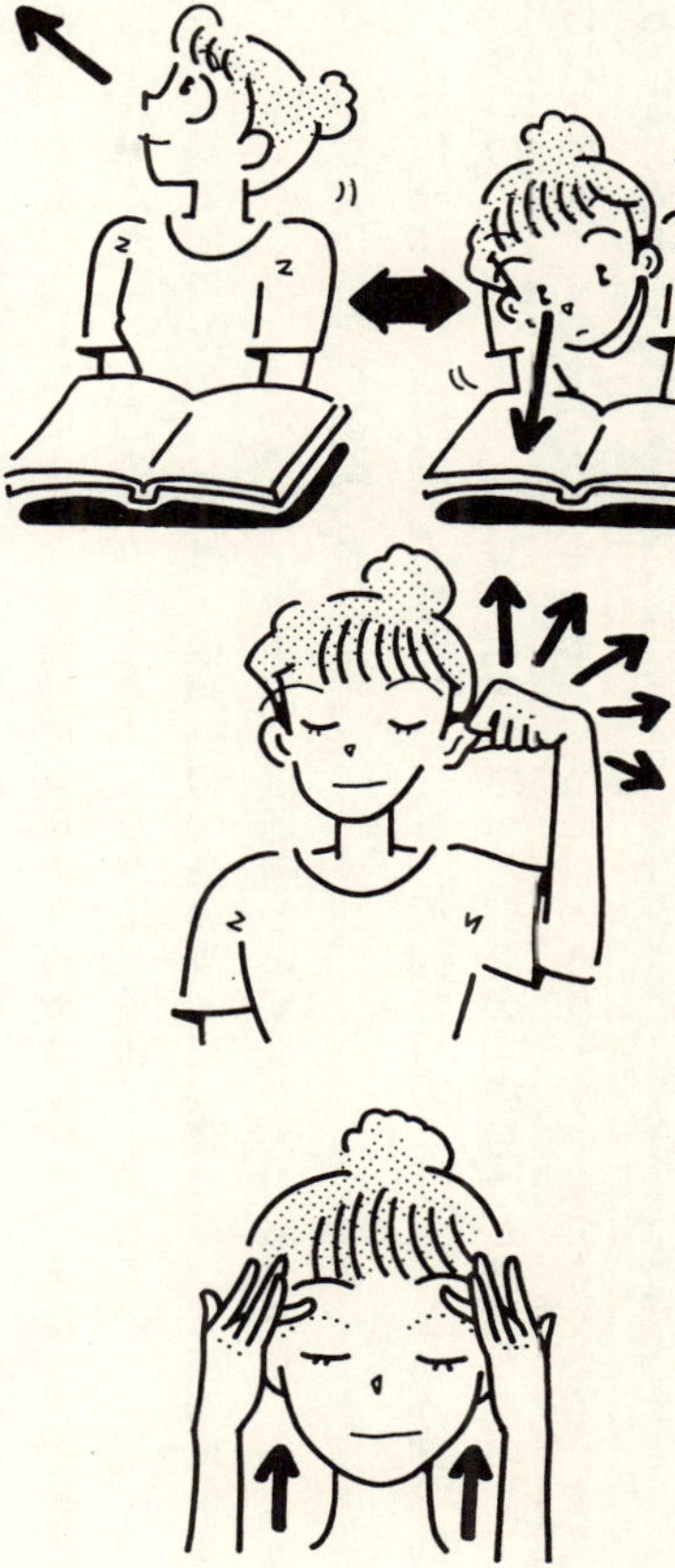

りているのに、部分的な疲労（特に目の疲れ）が取れていないために寝足りないという感じが残るため、もう一度寝てしまうというパターンが多いのです。

二度寝をすると目の疲れは取れますが、今度は体の方がお風呂に入り過ぎた時のようにグタっとたるんでしまいます。**就寝前に「目の3点セット」**を行えば、目の疲労を持ち越しませんから、1回の眠りで全身の疲れが取れるように感じるのです。

**深い眠りを得る**他の方法としては、**後頭部の中央の少し出っ張っている箇所**に手を当てたり、軽く叩くのも有効です。後頭部には延髄という眠りの中枢があり、そこを刺激することで眠りが深くなるのです。

このように体全体に「疲労感」を感じていても、原因は目の「疲労」という部分的なことが多いのです。つまり、**全身の「疲労感」と部分の「疲労」とは異なる**のです。

現代人は目を酷使する環境にありますから、特に目の疲れやすい冬でなくても、また自覚症状がなくとも、「目の3点セット」を行った方が良いのかもしれません。

視力に関しては、近視や遠視になると、肩胛骨に異常が出てきます。目の毛様体から発生する神経の末端が、胸椎の1番から3番の脇にあります。胸椎の1番から3番は肩胛骨の内側にあるので、視力を改善しようと思ったら、その箇所をほぐす必要があるのです。

これを自分で行うには、顔と肩を上げながら肩胛骨をグーッと寄せて、十分に力を集めたらポッと力を抜きます。この体操を2、3回行うと効果があるでしょう。

目の疲れが腰にまで行っている場合には、特に**「冬の基本体操」**の「目の体操」を行うと効果的です。仰向けになって足を腰幅に開き（内くるぶしが腰幅になるようにする）、足先を手前に引きながら少しだけ上げます（この体操は吸気で行います）。**目の急所であるアキレス腱を伸ばす**のがポイントです。また、この体操を行うと頭（神経系）も緩みますので、体はくたびれていながらも頭には走馬灯のように色々なことが思い浮かんで眠れないという時に行うのが特に有効です。

**自働運動をはじめ「健康法のエッセンス」と「冬の基本体操」も必ず併用してください。**

## 【入浴法】

**「目の3点セット」**を行った後、**蒸しタオルで10分間ほど温湿布を行うのが効果的**です。時間はキッチリ10分を守ってください。過ぎたるは及ばざるがごとしで、やり過ぎるとかえって冷えの誘導になります。

蒸しタオルはできたら電子レンジではなく、ちょっと熱めのお湯でタオルを濡らして絞ってから目に当てるのがおすすめです。冷めてきたら裏返して使い、冷たくなってきたら再び温めて行います。

「目の温法」を行う場合は、蒸しタオル（しかも一本）でなければいけません。こんにゃくではダメです。首から上、特に眼球は非常に敏感な箇所です。使い捨てカイロやこんにゃくのような一定の熱を保つものよりも、蒸しタオルのように、はじめは熱くてだんだんぬるくなるというような温度の幅がある刺激の方が、眼球の弾力を回復させるのには有効なのです。

また洗面の際、**顔を水につけ目をパチパチとするのも卓効があります**（湯↓水と数

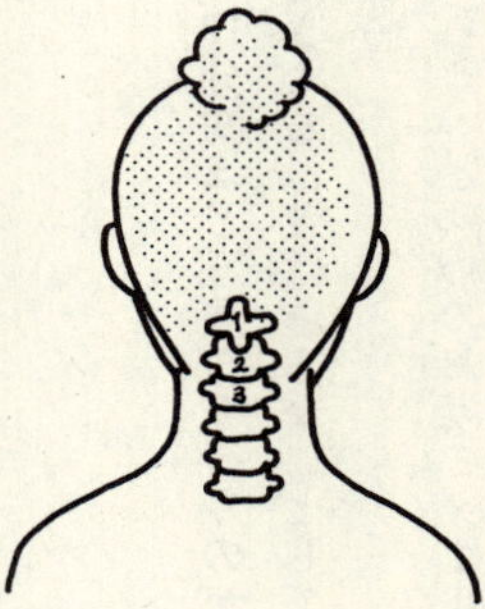

頸椎１番〜３番

十秒ずつ交互に数回行うのはさらに効果の高い「視力回復法」になります）。

他の温法としては、目の急所である**アキレス腱を10分間ほど温湿布**するのも効果的です。片側だけ硬い場合は、片側だけ行った方が効果が上がります。

また、目が悪くなると首の上の方（頸椎1〜3番＝イラスト）が凝ってきます。「目の3点セット」に加え、**右手を後ろ側から回して左側の首筋をジーッと右方向に押さえるということを行ってみてください**。逆も行い、各3回繰り返しましょう。

他には**足の親指から内くるぶしの下までをよくもむ**のも著効があります。

## 【様々な生活法】

**目を良くしようと思ったら、まず眼鏡やコンタクトレンズを外す時間を長くする**ようにすることです。眼鏡やコンタクトレンズは視力を補うものに過ぎず、決して視力回復の道具ではないのです。裸眼で目の体操をすることで、視力回復の効果が出るのです。

# 頭痛

頭部は23個の頭蓋骨から成り立っています。頭が1個の骨ではないことは、赤ちゃんの頭が呼吸と共に動くことからもわかりますが、大人になってもキッチリと固まっているわけではないのです。頭蓋骨は息を吸うと広がり、息を吐くと閉まります。そして、23の骨それぞれが頭の疲労によって違った動きをするのです。

頭痛が起きるのは、頭骨がきしんでいる場合がほとんどです。この頭骨のきしみというものは、歪んだ頭骨が元に戻ろうとする時に起きるのです。ですから、頭痛は歪んだ頭骨を修正している状態であると言うことができます。

頭骨の歪みは、便秘や骨盤の歪みなどから生じる場合もありますが、その大部分は目が原因となっているのです。

ですから、「目の悩み」の項で紹介していることを一通りやってみることをおすすめします。

（もちろん普段から「健康法のエッセンス」を行って頭痛にならない体になるのが理想です）

**【入浴法】**

頭痛が起きた時には、頭骨の修正に協力して早く終わらせればよいのです。

後頭骨の下端に凹みがあります。この凹みを「**上頸**」と言いますが（漢方では「風《ふう》

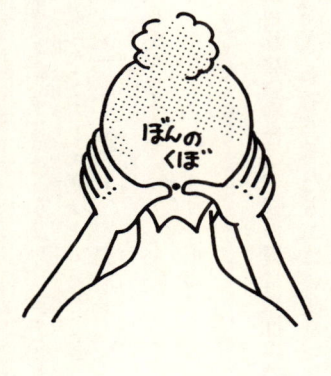

上頸

池《ち》」と呼びます）、そこに親指を当てたまま顔を上にあげてください。この箇所を親指でピタッと押さえたまま上を向くと、頭の血が下がるためポケーッとしてきます。そうしたならば、押さえた親指でゆっくりと「の」の字を書いてください。クルクルとゆっくり3回描いて、元の位置に静かに顔を戻します。

この方法を1回行っただけで頭痛は少し軽くなりますが、それで止めずに3回は行ってみてください。

**これを正確に行っても頭痛がまったく軽減されない場合**は、脳の異常や打撲の影響が考えられますので、病院に行って専門医に診察してもらった方が良いかもしれません。

また、**アキレス腱の温湿布**や「第4部　女性の体のために」の「生理時の悩み」のページでご紹介する**「尾骨の焼塩」**も頭が緩むので効果的です。

**こめかみ**と**「頭部活点」**（頭頂部の左右二点。両目の中央のラインと両耳の前のラインの交点。鬼の角のある場所）を押さえる方法も効果があります。こめかみを引き上げるようにして、「愉氣」しながら押圧してください。（こめかみに**大根おろし**をはってても効果有。なければ米粒や仁丹や梅干でも可。面白いのは大根おろしの汁を鼻の穴にたらすのも非常に効果があります）

**偏頭痛の場合**は、首の上の方だけでなく、他の箇所も硬いことがあります。その場合は、**「首の操体法」**（142ページ）を行うと良いでしょう。痛いところ、行きづらい方向に顔を向け、そこから息を吐きながら楽な方向へゆっくりと顔を移動させてください（手で抵抗を与えるのも効果的です）。違和感から逃げるようにするのがポイントです。気持ちの良いところで数秒保ち、首の力をフッと抜きます。この方法は寝違いの時にも有効です。**その後で、蒸しタオル**で首の硬いところを温めておくとさらに良いでしょう。

# 第4部
# 女性の体のために

# 生理時の悩み

生理は〝排卵の後始末〟であり、赤ちゃんがきれいな部屋に住むための掃除にたとえることができます。

また、生理には他にも重要な意味があるのです。生理によって目の疲れが取れたり、血液が浄化されたりします。ですから、**生理は女性にとって、健康になるチャンス**、美しくなるチャンスと言えるのです。

生理がうっとうしいと感じる体は、決して良い体とは言えません。というのも、生理は女性にとって自然な現象であり、**自然に行われることには本来快感が伴う**はずだからです。その快感を得るためにも、以下に説明する生理の時の健康法を試してみていただきたいと思います。

**【運動法】**

**生理痛**は、腰椎の4番という骨が捻れると起こります。これに対しては、**「骨盤体操」**（「春の基本体操⑧」）が有効です。

それ以外の**「春の基本体操」**も全て有効。もちろん**「自働運動」**をはじめとする「健康法のエッセンス」も忘れずに。

**【入浴法】**

**●生理前**

生理になる時の体は、春になる時の体と同じ動きをします。

生理が始まる1週間か10日前になると、後頭部が開いてきます。次いで、甲状腺の働きが高まり、首の真ん中の左右にある「中頸」という箇所が緊張して硬くなってきます。生理の前にイライラしたり焦ったりするのは、甲状腺ホルモンの影響でこの「中頸」（次頁イラスト）という箇所が緊張してくるからなのです。

こういう場合には、**「中頸」の硬い側を8分間、蒸しタオルなどで温湿布**してみてください。イライラしなくなり、生理も順調に経過していくことでしょう。

硬い箇所に指や掌を当て、「愉氣」をしてみるのも良いでしょう。

首が硬くなった後には、**小鼻とお乳**が張ってきます。この場合も、指や掌を当てて30秒ほど軽く押さえて「愉氣」を行ってみましょう。乳腺を緩めることになり、その後に続く骨盤の開きを誘導することができます。

**●生理中**

生理2日前から骨盤が開き始め、生理2日目に最も開きます。この時の出血は色も濃く量も多いのが自然です。これを過ぎると体のだるさが取れ、スッキリとしてきます。

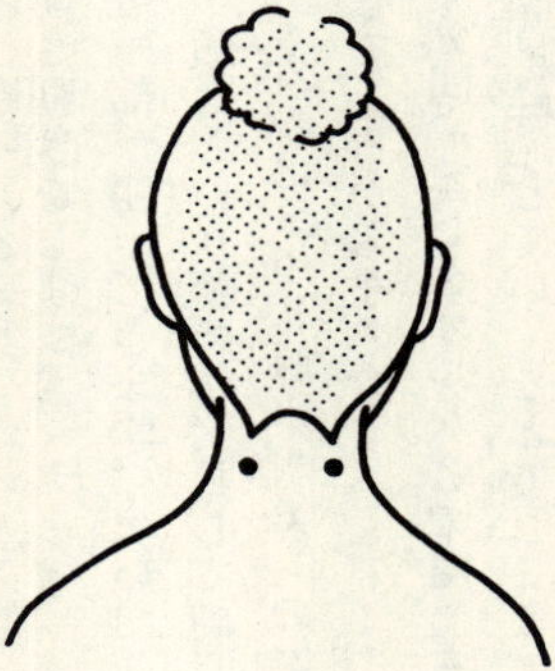

中頸

3日目には、一般的に骨盤が下がってきます。骨盤がスムーズに下がってこない人は、生理中にイライラしたり、目が疲れたりします。ひどい場合は、万引きしたくなる人もいるのです。

4日目には下がった反動力で骨盤が上がりながら閉まってきます。

このように、**生理は4日で経過するのが女性にとって理想的な状態**なのです。生理がダラダラ続き1週間もかかってしまうというのは、骨盤の開閉が良くない、つまり可動性が低下しているからなのです。

では、いかにして生理を順調に経過させたら良いのかを考えてみましょう。

**生理の1日目、2日目は「足湯」**（**目の温湿布**も有効）を行ってみてください。「足湯」のやり方は、「健康法のエッセンス」（34ページ）を参照してください。足湯は骨盤の捻れを取る方法でもあるため、生理痛を解消するにはとても有効です。

**生理3日目には、目に蒸しタオルを当てて温湿布を行い、アキレス腱の緊張している箇所に温湿布か「愉氣」**をします。

仕事やその他のストレスで神経系統の緊張が続いているような場合や、万引きしたくなるほどイライラが激しくなる場合は、尾骨を焼塩で温めるのが有効です。

**「尾骨の焼塩」**（次頁イラスト）は、コップ1杯の粗塩を厚手の鍋やフライパンを使

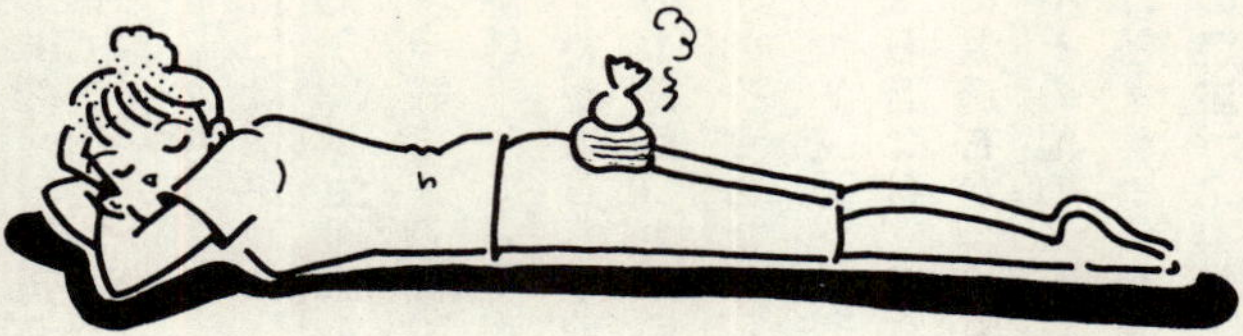

尾骨の焼塩

って弱火でキツネ色になるまで乾煎りし、和紙にくるんで約20分間、尾骨に当てます。和紙を尾骨に何枚か敷いておき、その上にのせるのですが、徐々に和紙の枚数を減らしていくことで温度を保つようにするのです。

**生理4日目には、「卵巣行氣法」**（イラスト）を行います。4日で生理が終わらない場合は、終わった翌日に行います。

生理不順や生理痛などという現象は、生理の排泄が行われていないために起きるのです。そういう方でも、4日目あるいは生理終了後に「卵巣行氣法」を行うと排泄が促されるので、生理痛という問題は解消されていきます。

また、排泄が不完全な場合には、6時間～2日後にもう一度出血する場合があります。その時に、もう一度「卵巣行氣法」を行えば排泄が完全にな

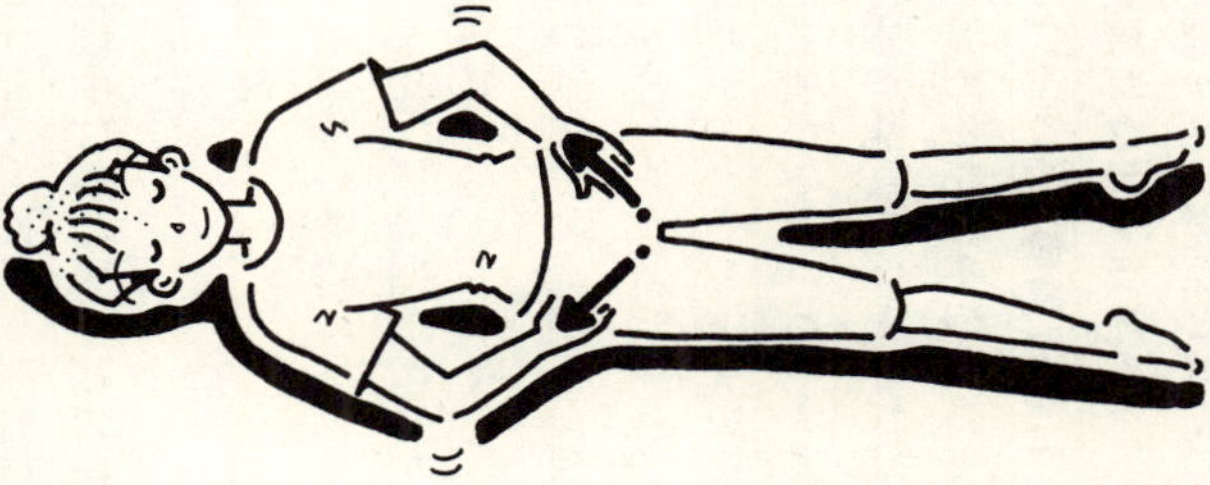

卵巣行氣法

り、次の生理が正しく来ることから、生理不順という問題を解消することもできるのです。

「卵巣行氣法」は、仰向けの姿勢になり、恥骨の角の少し外側から5センチほど上の左右に位置する卵巣に軽く手を置きます。左右の温かなマシュマロのような卵巣の位置や硬さ、温度を味わい、左右の感覚が揃うように足の角度を工夫してください。手を置いている卵巣で呼吸するつもりで行うのがポイントです。うまく行うと、数十秒～数分間で変わってきます。

**●生理痛**

応急手当としては下腹部を温めるのが有効です。**へそ下までお風呂に浸かったり**（第1部「半身浴」33ページ参照）、**カラシ入りの熱湯に浸したタオルを絞って下腹部に当てる**（こんにゃく温法もOK）のも有効です。

どうしても面倒な場合は、使い捨てカイロでも構いません。**生理中に限らず、どの場合でも痛くて仕方がない時は、とにかく温めること**です(盲腸炎を除く)。

**●無月経**

生理がないのには二通りあります。まず、排卵がない場合。排卵がなければ生理は起きません。排卵があるかどうかは、病院に行って調べてもらえばすぐにわかります。排卵がない人は、卵巣に手を当てる「卵巣行氣法」が有効です。排卵がない原因は、神経の緊張やおたふくかぜにかかっていないため卵巣の働きが未熟のままであることなどが考えられます。

排卵があっても生理がないのは、神経が緊張している時などです。例えば、受験生活で生理がこないというようなケースです。頭が緊張して骨盤が開かないのですが、体自体が乱れていなければ受験が終わるまで様子を見ます。体が乱れている場合は、目を温めるなど**冬の手当てをしてから「春のケア」を行う**と、生理が来やすくなります。(つまり**「健康法のエッセンス」も含め冬と春の「基本体操」**も行います)

**●生理がダラダラ続く**

生理がダラダラと続くのは、一気に骨盤が開かなかったせいです。目が緊張して緩まなかったのですが、そういう状態が続くうちに骨盤の動きが悪くなり、足首もおかしくなってきます。逆に、足首を捻挫したり、足首が太くても生理はダラダラと続きます。このような場合は、**目の温湿布**をしたり、**足首回しの後で足湯**をしたりしてください。

膝の異常のため骨盤が締まり過ぎたのが原因の場合も多く、その場合は膝裏や膝の周囲が固いので、**膝の操体法**（第1部参照）や**膝に愉氣**をしたり、**膝裏の筋肉**を軽く揉んだり、弾いたりして緩めてください。

**後頭部の（耳の後）ペシャッとしたところを軽くたたいたり愉氣をしながら、肛門を締める**のも卓効があります。

**●月経過多**

出血が多いのは骨盤が開き過ぎているからです。生理中に足をくじいたり、どこかを打ったりしていると、骨盤が開き過ぎてしまいます。そんな場合は、**左の足首**を引き締めてください。**つま先をクッと手前に引いた後で愉氣をする**と良いでしょう。**足湯**も有効です。

**●生理の周期が長い**

生理が遅れ気味で周期が長い人は、生殖能力が弱めです。胸の中央が硬かったり、胸骨がポコッと凹んでいる場合があります。すねが急所なので、**すね**を叩いてコンコンと高い音が出たり、妙な音がでるところに愉氣をしてください。あるいは、**胸の中央と胸腺**（その上）のあたりを20～30回擦ってから愉氣をしましょう。

**【食事法】**

生理痛には**フノリ**という海草を煎じて飲むか、あるいは味噌汁の具などにしてたくさん食べると効果があります。腰（腰椎4番）の捻れがとれるためです。（応急処置としては**熱い砂糖湯**をゆっくりと飲みます）

生理がダラダラ続く場合は、ゆで小豆を食べると有効です。どうも小豆は骨盤の弾力（特に引き締まる力）を高めるようです。

**【様々な生活法】**

**生理中には次に挙げるようなことは行わないこと。**

①**美容院に行かないでください。**
（頭と骨盤は関係しているので、生理中に頭へ刺激が加わると、骨盤の状態まで変わってしまうのです）

**②歯の治療をしてはいけません。**

（歯は首と関係しており、歯の治療により中頸〔前述〕に影響が及ぶのは避けるべきです）

**③洗髪やブラッシングなど。**

（①と同様の理由で、**頭をいじらないこと**）

**④性行為を慎んでください。**

（性欲がある場合は、「尾骨の焼塩」を行いましょう）

**⑤目や指、脳を酷使しないこと。**

（目を使って疲れた場合は、「目の温湿布」を行ってください）

# 妊娠時の悩み

健康な妊娠生活を送り、丈夫な赤ちゃんを産むには、妊娠前の生活が大切です。体が整っていないと妊娠してから母体が辛くなったり、難産になったりしがちです。**妊娠前から「自働運動」や「操体法」等の「健康法のエッセンス」で体を整えておく**のが理想です。

また、受胎したことがわかったら、母体が気持ち良くなる生活をしていかなくてはいけません。周囲の人たちが、そのための環境作りに協力してあげることも非常に大切なことなのです。

**【運動法】**

**毎日「自働運動」**を行いましょう。

そして、運動不足になりやすいので、**散歩をしましょう**。ただ、その場合も買物や銀行へ行くなど用事のついでではなく、手に荷物を持たず、散歩のために外出しましょう。手に何も持たず、1人で自分のペースで楽しみながら歩くのです。時々、10歩か20歩くらいを大股で歩いてみると、骨盤の動きが良くなります。

誰かと一緒に行く場合も、連れの人には後からついてきてもらうようにし、妊婦のペースを尊重してもらいましょう。できれば散歩は毎日行うようにしたいものです。

**「腹帯」をしない**で毎日散歩していれば、お腹が出過ぎることはないはずです。

## ●逆子の直し方

逆子になる母体は、体に左右差の異常があり、腰椎2番という骨が捻れています。私の観察では、腰を後側から触った場合、左側が張っている人に逆子が圧倒的に多いです。この箇所が張っている方に便秘が多いことから、お通じが悪い人も逆子になりやすいとも言うことができます。

逆子になっていることがわかっても、決して無理にグイグイ押さえるような方法を受けてはいけません。**「健康法のエッセンス」**（**「自働運動」**や**「操体法」**）を行って、腰椎2番の歪みを正せば自然に元に戻るのです。（**左足の小指をつまんでもむ**方法もあります）

逆子というのは、胎児にとって母胎の居心地が悪いために起こる現象でもあります。ですから、「お母さんの体の居心地が悪くてごめんね、逆さまなので戻ってくれる」と**胎児に気を通して語りかける**のも大変効果があり、その場でグルッと変わることが多いです。

**●つわり**

腰（腰椎5番）が捻れている人がつわりになります。

腎臓や膀胱が弱く、宿便がある人がなりやすいのです。

つわりで吐くのは毒素を排泄して、腎臓の負担を軽くしようとしているということなのです。

**つわりを防止する**には、妊娠前に「自働運動」や「操体法」を行って体を整えておくのが最も有効ですがつわりになってからも有効です。なお、「入浴法」や「食事法」の項も参照してください（179ページのつわりに効く食べ物もご参照ください）。

応急手当としてはレンコンのおろし汁をおちょこ1杯飲むと効きます。

**●出産**

自宅で**「自働運動」を行いながら産むのが理想的**です。

病院で一般に行われている、足を上げての出産スタイルが体に合う人はごく一部です。人によっては四つん這いがラクという場合もあります。

最近は出産シーンをビデオにおさめるケースもありますが、赤ちゃんにとって光はショックになります。暗く静かなところでの出産が望まれます。水中出産などという方法もおすすめできません。

**【入浴法】**

妊娠5カ月目くらいになると、胎動を感じるようになります。そうしたら、**お腹に手を当てて胎児に語りかけをしてみましょう**（妊娠時からが理想）。もちろん、前向きな内容の話です。

赤ちゃんが母体で成長している時は、アメーバから人間まで進化する過程をたどっているという説があります。そう考えると、「あなたのパパは何も手伝ってくれない、ひどいね」などという愚痴を3分間言ったとすると、赤ちゃんにとっては何万年も愚痴を聞かされたのと同じことになるのです。ですから、穏やかな、優しい気持ちで語りかけてあげることが本当に大切なのです。

その他には、**腋の下**（**お乳**）、**側腹**（肋骨と骨盤の間）、**後頭部、仙椎の4カ所に手を当てて「愉氣」をしましょう**。腋の下（お乳）と側腹に手を当てるということは、心臓と腎臓に「愉氣」するということになります。後頭部と仙椎は、骨盤に影響するところです。

**「足湯」**は、腰痛や腎臓に良いので、妊娠中は特におすすめです。

妊娠後期に入ると、中には**妊娠中毒症**にかかる方が出てきます。その時には、足の薬指を軽く揉んだ後で、愉氣してみてください。

## 【食事法】

妊娠4カ月目に入ると、食事の好みが変化して、無性に子供の頃食べていたものが欲しくなったりすることがあります。こういう場合は、**母体の欲求にまかせて、食べたいものを食べた方がいい**ので、里帰りなどして昔食べたものを食べるのが良いのです。私はタバコやお酒も、欲しかったら嗜んでも構わないという立場をとっています。

ただ、食べたいものを食べた方がいいとは言っても、**白砂糖はカルシウムを奪いますから**、つとめて摂取しないようにするのが望ましいのです。また、妊娠中にカルシウム不足を補おうとして、カルシウムの錠剤などを飲むのは良いことではありません。カルシウムが過剰になると、体は余分なカルシウムを捨てるために、今度は白砂糖を欲するようになってしまうからです。要は体の声を聴くことができ、それに従っていくということが大切なのです。

（なお、つわりには①**レンコンのおろし汁**②**塩せんべい**③**濃い番茶**④**薄切りショウガを軽くあぶったもの**（**口に含むだけでも可**）⑤**焼ノリ**も効きます。**それでダメなら炭**を鉄板焼きして粉末にし、水を入れ15分置いた上澄み液を１日計１合位飲みます）

**産気づいた時**（「しるし」があったら）**あずき**を生水と共に７粒飲むと黄体ホルモンをうながし、お産が自然に、つまり非常に軽くなります。

## 【様々な生活法】

**●妊娠中にやってはいけないこと**

①**目や指を酷使しないこと**。テレビを長時間見るのは控えましょう。新聞を読むのも見出し程度にしておくのが無難です。編物やミシンかけも妊娠中には適しません。

②**歯の治療は控えましょう**。

③**洗髪やブラッシング**もできるだけ避けてください。

妊娠中はエネルギーが骨盤に集中するので、髪はボサボサになってきます。そんな状態で洗髪やブラッシングをすれば、頭髪が刺激されて血が頭に上っていきます。また、頭骨を刺激し過ぎると、骨盤の動きを邪魔することになるのです。

④**自転車に乗る**のは股関節に負担をかけるので控えた方がよろしいでしょう。

⑤**膝など足に刺激を与えない**こと。下半身は骨盤に直結しているので刺激で過敏になり、骨盤が開きやすくなるため流産の危険があります。

**●出産後の起き上がり方**

出産後にすぐ起き上がってはいけません。

生理の時に開いた反動で骨盤が閉じてくるのですが、出産の後も最大限に広がった骨盤が徐々に閉じてくるのです。この時、骨盤は片側ずつ8時間おきに閉じてきます。骨盤が閉じている側は体温が上昇するので、左右の腋の下に体温計を入れて計ると体温が違っているのです。

出産後、骨盤が閉じるのには個人差はあるものの大体2~3日かかりますが、小まめに検温を行って3回目に左右の温度が揃った時（この時に左右の骨盤の開閉が揃っています）に起きるのが理想です。骨盤がきれいに揃った時に起き上がると、そのままの状態を長く保てるのです。つまり、**出産を美容法にすることができる**のです。無理に早く起き上がってしまうと、その時は何ともなくても骨盤の捻れが生じるため、更年期障害などの原因となってしまうので注意が必要です。

以上が、妊娠、出産に関する基本姿勢です。

# 更年期障害

世間ではよく「更年期障害」などということを言いますが、実はそのような名前の病気があるわけではないのです。

「自律神経失調症」が、交感神経と副交感神経のバランスが悪い時に起きる症状全般を指しているのと同様に、「更年期障害」とは人生も半ばにさしかかり、女性の体がくたびれてきた時に起こる症状全般を指しているのです。ですから、**「更年期障害」などという言葉にとらわれず、それまで潜在していた異常が表に現れてきているだけであると考えてください**。だからこそ一人一人症状が違うのです。

女性の体が完成するのは、だいたい20歳～27歳です。本来は20歳前後なのですが、最近は目を緊張させる生活が一般化するようになったため、骨盤の完成が遅れる傾向が見られます。

目の緊張の多くは、パソコンなどＯＡ機器の使用や時間に追われる仕事、責任の重い仕事からくるプレッシャーなどが原因となっています。目が疲れたり、頭が緩まないと、卵巣や子宮の異常を招いてしまいます。

自分のリズムで仕事ができればまだ良いのですが、追い立てられるような仕事の連続は体に悪影響を与えます。その結果、女性の社会進出と共に不妊症が増えていったのでしょう。ですから、若い頃から**目をいたわり、神経を酷使しない生活を送ること**（つまり「健康法のエッセンス」ですね）**が、「更年期障害」の何よりの予防**になるのです。

目や頭の緊張が残っている人は、仙椎が硬くなって、骨盤が開きにくくなる傾向があります。首の緊張が抜けないと、イライラしたまま体がだんだん強張《こわば》って、ヒステリーを起こしたりしながら年老いていく人もいます。

逆に、骨盤が緩み放しになり引き締まる力がなくなると、恥じらいがなくなり**〝女らしさ〟**を喪失してしまいます。

骨盤は開かないのも、逆に緩み過ぎて開き放しなのもいけないのです。その加減が難しいのですが、骨盤があまりに開かない場合は、「仙椎ショック」という整体の技術を使うことがあります。女性は43～45歳になると、一般的に腰（腰椎４番）が緊張してきます。そして、仙椎（2番）がコツンと硬くなっている時に、ストンとショックをするとフワッと骨盤が緩むのです。

本能が健全で野性的な体の女性は、この時期に転んだりして自然に仙椎ショックを行っていることが多いようです。時には仙椎ショックを行った結果、生理が終わって閉経する場合があります。

女性にとって、生理は早めに終わったほうが体への負担が少なくて済みます。私たちは生理は43～45歳で終わるのが理想であるという見方をしています。すると、いつまでも若さと健康を保つことができるのです。

この時期を過ぎても生理がある方は、生理の時の「ウン・コ・ヨク・シ・ヨウ」（第1部参照）を実行してみましょう。それが、「更年期障害」と言われるものへの一番の対策となります。

いずれにせよ、更年期と言われる時期は体が大きく変動する時期です。自分で行うことだけでは追いつかないケースも出てきます。そうした場合は、専門家の援助を受けることをおすすめします。

**【運動法】**

「自働運動」「脱力体操」「操体法」（特に捻り）**「春の基本体操」**を行ってください。

**【呼吸法】**

「腎臓行氣法」や「仙椎行氣法」、「合掌行氣法」、「卵巣行氣法」が良いでしょう。

**【入浴法】**

**側腹つまみ**が有効です。**「足湯」**は調子の悪い時にはいつでも活用できます。

**【食事法】**

減食が有効です。特に、**動物性蛋白質をできるだけ摂らない**ようにしましょう。

**【様々な生活法】**

**更年期障害を病気だと思わないこと。**更年期障害という言葉の響きにうろたえて症状を重くしてしまいます。今までのくたびれが出てきているのだから、**それらを調整**

**するチャンス**であると思ってください。

**●のぼせ、ほてり**

体が捻れていると泌尿器、腎臓に負担がかかります。捻れを取ることで泌尿器、腎臓が良くなり、骨盤や卵巣が整ってきます。のぼせやほてりなど、更年期障害の特徴とされる症状が重い人は、捻れを取る**「秋の基本体操⑦」**（89ページ参照）をやってください。それから**「春の基本体操」**など春の手当てを行えば、ほとんど対処できるでしょう。

**●汗をビッショリかく**

捻れがあり、体がこわばっているのは、のぼせやほてりと一緒ですが、異常に汗が出るのは甲状腺ホルモンの分泌が適正ではないからです。甲状腺ホルモンは卵巣ホルモンとシーソーの関係にあり、卵巣ホルモンの分泌が悪くなると甲状腺ホルモンが出過ぎます。ですから、汗が出過ぎる時は**「春のケア」（基本体操）**と共に**卵巣や仙椎に「愉氣」あるいは「行氣」**をすると効果があります。

**●子宮筋腫**

子宮の緊張や位置異常などに対し、コブを作ることで子宮を守っているのですから、筋腫自体は悪いものではありません（これはガンをはじめどんな症状でも同様です。

症状を通して体はバランスを保っているのです)。

ですから大きくても大丈夫な場合もありますし、握りこぶしよりも小さくても肝臓や腎臓に負担をかけているような場合は、手術をおすすめする場合もあります。

手術が必要でない時には、まずは**「手首の体操」**(「春の基本体操②」参照)を行ってみてください。手首は子宮と関係が深いので、手首を柔らかくすることで子宮の緊張をほぐすことができます。また、目の緊張をやわらげるために、**「目の温法」**も積極的に行ってください。**下腹部に「愉氣」や芋湿布**(里芋〔なければジャガイモ〕をおろし、同量の小麦粉と少量のおろしショウガを混ぜたものを患部に貼る)**を行う**のも卓効があります。

**「健康法のエッセンス」と「春の基本体操」は必須**です。

**●卵巣膿腫**

卵巣は足首と関係があります。「足首の体操」(「春の基本体操④」参照)や「足湯」を行いましょう。**「健康法のエッセンス」と「春の基本体操」は必須**です。

なお、前述したように、これらを行っても改善されない方には健康指導(整体等)を受けられることをおすすめします。

# 第5部 美しい体

# 内面の元気が外側に出てきた時が美しい

人の美しさはお化粧や洋服などで印象づけられるものではありません。その人の内面から輝き出るものに、私たちは美しさを感じるのだと思います。つまり内側にある元気が外側に出てくると、キレイになっていくのです。

**自然のままに、体が要求することをそのままに行えば、快感が得られるはずです。その快感が美しさにつながっていきます。**「自然治癒力」「快感」「美しさ」は、すべて同じ軸上にあるのです。

つまり、**美しくなることと健康になることは同じ**なのです。健康でない美しさには、どこかに文化的な虚偽が潜んでいます。健康に美しくなることには、何の矛盾もありません。真の美しさこそ真の健康なのです。

**「美」は内側の元気が外に自然と現われる時に生じる**のです。ですから**人生は「芸術」**なのです。

**「生命」の「美」と共に生きていく――「氣道」の健康法はそのコツを得るための道具**なのです。

# 美しい顔

美しい顔というのは、整った顔立ちということではありません。どんなに端正な顔でも、能面のように無表情では何の魅力も感じないでしょう。顔の動きが自然な人を美しいと感じるはずです。

目を例に挙げてみましょう。目が大きい、小さい、一重か二重かということではなく、目の動きが美しさに関係してきます。目が良い人は、目がパッと動き、首がついていきます。目と首が同時に動く人は、あまりいません。目のスピードと首のスピードのチョットしたズレが目の美しさにつながってきます。ですから、「体の症状別ケア」の「目の悩み」の項で紹介したように、目を休めて目の動きを良くすると、綺麗な目になります。

また、体に左右の歪みがあると、鼻が曲がっていたり、低く見えたりします。体の歪みを取ることで、鼻筋が通って高く見えるようになるのです。

## 【運動法】

**「顔の自働運動」** 仰向けになってポカーンとした状態で、両手で顔を覆います。しばらくすると、顔の筋肉が勝手に自働運動を始めます。あとは筋肉の動きに任せていればいいのです。できれば毎日時間を決めてやった方が効果があります。

イギリス人女性のランケルさんが行っていた**ランケル・マッサージ**は、かなり効果があるのでおすすめです。ランケルさんは70歳の時にも20代にしか見えなかったそうです（！）。やり方は次の通りです。

①合掌行氣法（28ページ参照）
②喉仏の下から首の後ろへと手を動かしてください。左右各36回。
③喉仏の上から顎の下、そして耳まで指を動かします。左右各36回。
④顔を反らし、親指で顎と喉仏の間を36回押圧。
⑤顎の下から頬骨までこすり上げてください。左右各36回。
⑥頬骨の上端をこすります。左右各36回。
⑦鼻の両側を小指で入念にこすりましょう。左右交互に１００回。

⑧おでこを下から上へ36回こすります。
⑨こめかみを軽くたたいてください。50回～100回。
⑩こめかみ―耳の上―耳の後ろを手首で揉みます。36回。
⑪拳で後頭部（ぼんのくぼあたり）を軽くたたきます。36回。
⑫耳の上、中、下を引っ張ってください。20回ぐらい。
⑬耳の穴に人差し指を入れて、鼓膜を振動させます。10回くらい。
⑭小指を口角に入れ、左右に引き上げるように引っ張ってください。6回。
⑮両手で毛根部を揉みます。1分～2分。
以上のマッサージは、ゆっくりと自然の息の早さで行ってください。手は清潔にしてから行ってください。あまり強く押さえ過ぎないように注意しましょう。

**●顔面神経痛**

顔の筋肉は三叉神経に支配されていますが、その末端が肩胛骨の内側、胸椎4番の指4本分外側のところにあります。そこが凝っていると、肩胛骨の動きが悪くなり、顔の動きも悪くなり、最終的には顔面神経痛になってしまいます。

「体の症状別ケア」の「目の悩み」のページで紹介した肩胛骨の体操や、次のような**バレリーナ体操**（イラスト）も三叉神経によく効きます。

片腕を上げて人差し指を意識してください。もう片方は下へ向けて小指を意識します。腕を広げてグーッと肩胛骨に寄せるようにしながら手を回します。腕を上下逆にして行ってください。左右3回ずつ。

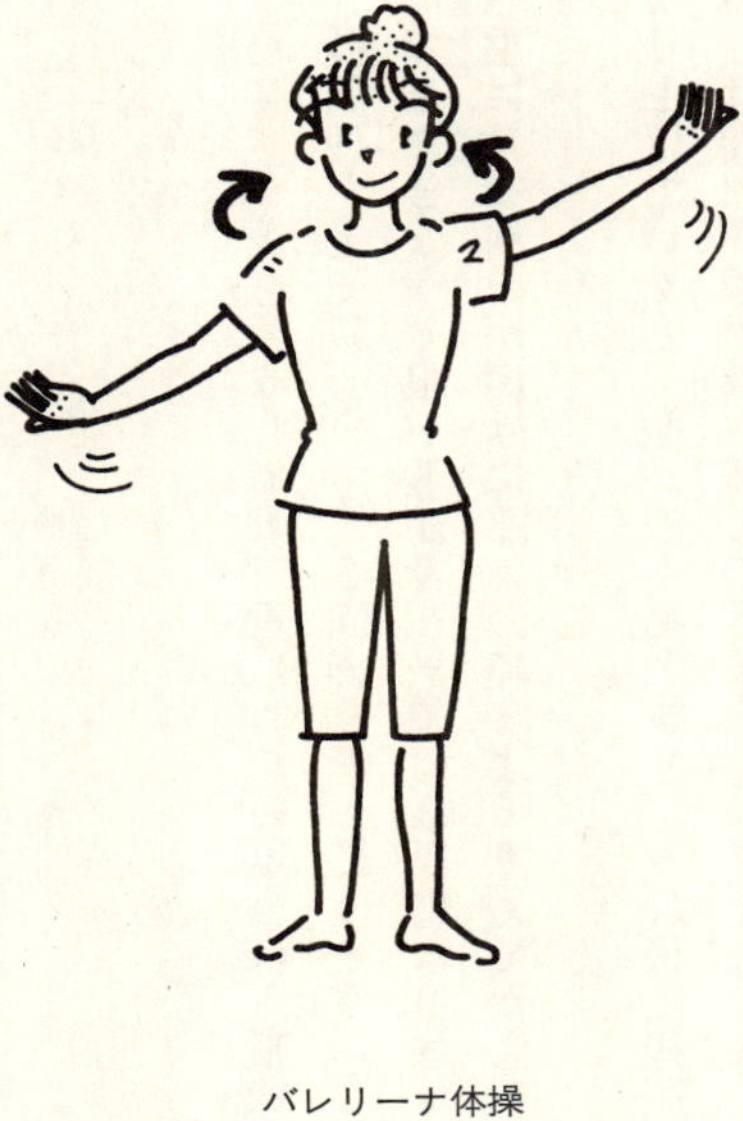

バレリーナ体操

**【入浴法】**

**●目**

目がくたびれて眼窩が落ちていたり、一重をどうしても二重にしたい場合は、**眼球とその上の骨の間**をジイーッと5秒間押さえて緩めます。5回繰り返してください。それを1日3回～5回ぐらいやってみましょう。眼が上がり、一重は二重になります。ただし、いったん二重にしたら一重にはなかなか戻りにくいので、よく考えてから行ってください。

眼とこめかみを押さえて**眼をつり上げていく**と、顔が若く見えます。その後で後頭部を軽く叩きましょう。10回ないしは20回。顔の骨が緩んできますから、そこでまたつり上げると効果が増します。

**カラスの足跡**は、眼とこめかみをつり上げれば消えますが、足跡自体を一本一本道筋に沿って上げるようになでてやると消えやすくなります。最後は弾くような感じで払ってください。

**●頬骨**

**鼻と頬骨の間のくぼみ**を10秒間ジーッと押さえ、頬骨も上げていきます。

あるいは、**頬骨**を一度極端に下げると、反動で上がってきます。

**●歯**

出っ歯を直すには、**恥骨**をジーッと押さえてください。そして、「体の症状別ケア」の「目の悩み」のページに紹介した、**肩胛骨の内側**をほぐし、顔を上げ、肩を上げ、肩胛骨を寄せて、ストンと落とす体操をすると、腰椎1番が緩み、出っ歯が抑えられます。

子供の歯並びは、恥骨を押さえることで変えられます。尾骨も押さえると、もっと良いでしょう。尾骨を触ってみて、異常がある側の歯には何か異常があるはずです。

**●髪**

**抜け毛や薄毛の場合**は、耳下腺から甲状腺まで（顎の下＝イラスト）をこすります。

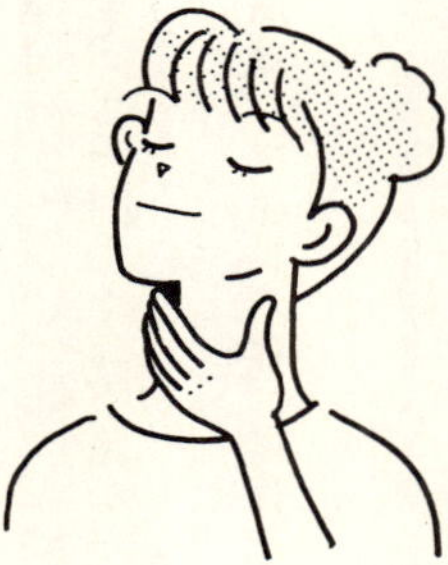

左右交互1回として36回行ってください。劇的に効きます。

**白髪の場合**は、肝臓の影響ですから、抜け毛や薄毛の時と同じく耳下腺から甲状腺までこすった後、肝臓の温湿布をやると良いでしょう。

**円形脱毛症**はストレスが原因なので、基本的には中頸、アキレス腱、尾骨の温法を行います。

**【様々な生活法】**

シャンプーはできるだけしないように。お湯で洗うだけ、あるいは粗塩等で洗うならＯＫ。フケが出るのは、シャンプーによる洗い過ぎが原因のことが多いのです（あとは目の疲労や糖分の摂りすぎ）。

# 美しい肌

美しい肌というのは白い肌のことではありません。北国の色の白い肌も、南国の小麦色の肌も美しい肌であることに変わりはないのです。では、どんな肌が美しいのかと言えば、みずみずしくて、張りがある、つまり弾力のある肌です。

皮膚は体の外側を覆っているだけではなく、口を通して食道や胃、腸、肛門など内側につながっています。現代医学では、体の外側を覆っている皮膚を外皮、内臓を覆っている皮膚を内皮と呼んでいます。顔が青ざめると、内皮の胃も青ざめて胃液が出なくなってしまいます。〝面の皮が厚い〟という言葉がありますが、鈍感な人は本当に肌がゴワゴワとしていて厚いのです。このように心と体は密接な関係にあるので、心理的ショックやストレスがあれば、皮膚に影響が出てきます。ですから、肌にはストレスが一番良くありません。肌のトラブルに悩んでいる人は、ぜひ第6部の「スト

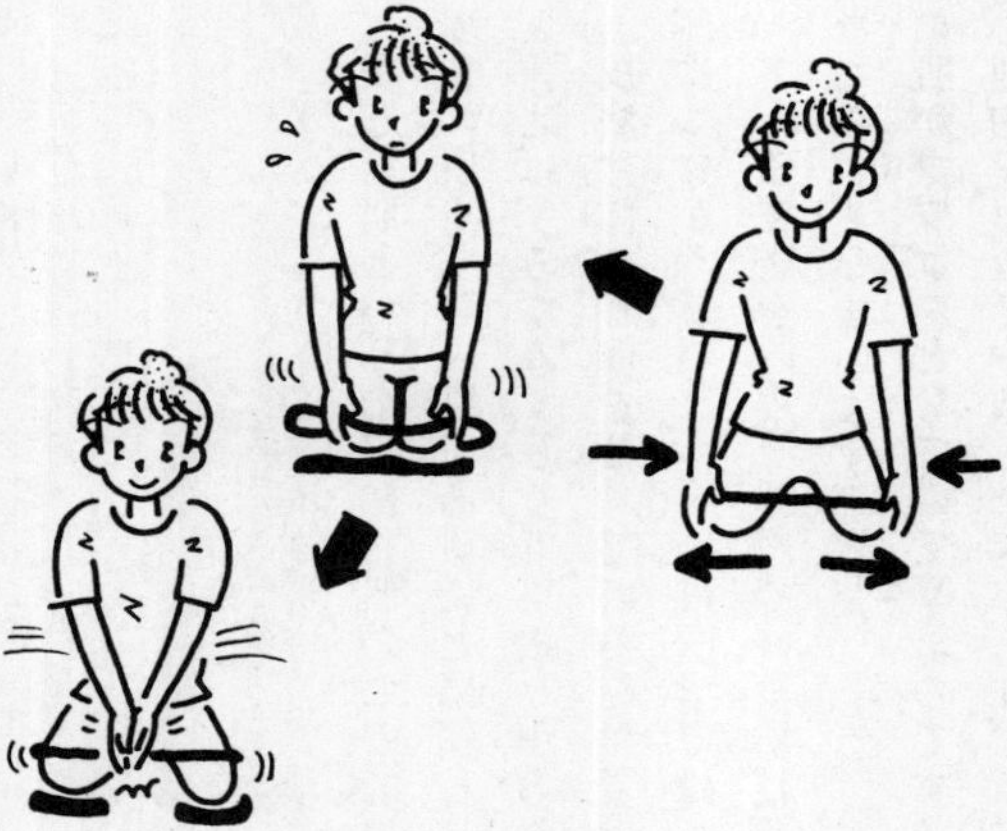

シミ取り体操

レス」のページを参考にしてください。

また、内臓の働きが悪ければ肌が荒れてしまいます。特に消化器や呼吸器は関係が深く、そしてそれらの臓器もまた感情の影響を受けやすいのです。

肌にとっては、明るく心静かな状況がベストだと言えるでしょう。


**【運動法】**


自働運動や、発汗誘導する運動が肌をキレイにします。「**初夏〜梅雨の基本体操**」など発汗誘導する体操を行うと良いでしょう。

なお「**健康法のエッセンス**」を行って肌を体の内側から美しくしていってください。

**●シミ**

**「シミ取り体操」**（イラスト）をご紹介しましょう。

①正座をし膝の内側が骨盤の外側になるようにして、それ以上開かないようにヒモで輪をつくり膝にかける。

②両手で膝を内側に力を入れ、同時に膝は外に開こうとする。

③手と脚で押し合いながら、膝が合わさった瞬間、手を膝上をすべらせて離す。

④膝は急に開き、ヒモに当たる。（1日1回）

非常に効果のある体操で、数日で見違えるような顔になることもあります。（ニキビにもよく効きます）

**【呼吸法】**

「邪氣呼出法」をできるだけゆっくりと行うと、肌がキレイになります（この場合は上体を前に倒さなくとも良い）。呼吸は感情と密接な関係があるので、**ゆっくりと深呼吸をする「邪氣呼出法」が有効**なのです。

## 【入浴法】

肌をきれいにするツボは**恥骨**です。仰向けになり、腰幅に足を開き、恥骨をジーッと押さえます。押さえながら、腰を浮かしても良いでしょう。そして、ポッと力を抜いてください。腰がストンと落ちます。日焼けや火傷、水虫などにもよく効きます（**恥骨体操＝イラスト**）。

入浴時には**肌を石鹸で洗わない**こと。石鹸が汚れと共に自浄能力や肌の潤いまでも奪ってしまいます。ゴシゴシと体を擦るのも良くありません。最初は浴槽が真っ黒になるくらい垢が出ますが、第1部で説明したような入浴法を続ければ、石鹸で洗わなくても垢は出なくなります。石鹸がなかった昔の人たちは、決して不潔だったわけではありません。体の自浄機能が働いていたのです。ただし、現代では動物性蛋白質を多量に摂ったり、排ガスなどの空気の汚れがあり、たまには石鹸で洗うことも必要でしょう。しかし、普段は石鹸を使わないように心がけることが、健康にも肌の美しさにも重要です。洗わないときれいになるなんて不思議ですね。

入浴法としては**「酒風呂」**が卓効があります。（1升入れる。湯を替えない場合でも3日に1度は新しい酒で入れ替えること。3週間毎日）

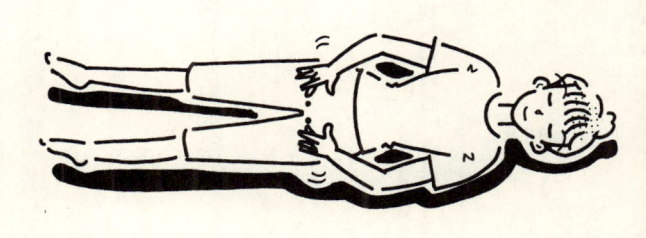

恥骨体操

**じんま疹など湿疹**は、「恥骨体操」と共に「初夏～梅雨のケア」の章で紹介した毒出し入浴法を行うと、肝臓がリフレッシュして美肌にも有効です（ですから「胃痛・腹痛」の「食中毒」の項も必ず参照してください）。

**ニキビ肌の場合**は、恥骨を押さえ、骨盤の捻れを取る「骨盤体操」をしてください。親指と人差し指の間の水掻き（上肢活点）もよくもんでください。水だけの洗顔を何度も行うのも有効ですが、大根おろしの汁をガーゼに浸してパックするのも有効。（1日4～5回）。（前述の「シミ取り体操」も併用してください）

**【食事法】**

とにかく**生水を飲む**こと（腸がきれいになるため）。野菜や海草を摂るより水グルメに徹してください。甘い物や濃いコーヒーなどは、細胞の浸透圧よりも高いので体内の水分が吸収されてしまいます。ですから、濃いコーヒーを飲んだ後はコーヒー分より多めの尿が出ていきます。**濃いコーヒーなどを飲んだ後は、必ず生水も飲む**ようにしましょう。

ニキビ肌の人は、生水の飲用と共に**菜食中心**の食事に切り替えましょう。

**【様々な生活法】**

お化粧は肌に良くありません。しかし、仕事をしている場合など、まったくノーメイクというわけにはいかないでしょう。お化粧をするなら、できるだけ安い化粧品を使うことをおすすめします。高価なものほど香料など肌に良くないものが多く入っているからです。

**〝食べられる〟化粧品を選んでください。**食べても安全なものを使えば、肌にも安心です。

## 痩せる

痩せる場合、平均体重などを目安にしがちですが、適正体重は人によって異なります。痩せていても大丈夫な人もいれば、太っていても大丈夫な人もいます。要は体に自然な軽さがあるかどうかです。

といっても、自然な軽さがどういうものかを自分で感じることは、最初からはできないでしょう。ダイエットして初めて〝体が軽いとはこんな感じなのか〟とわかる場合も多いと思います。一つの目安としては、階段を駆け足で上がっても全然疲れないかどうかがあります。

痩せるには「第6部」の「願望実現法」と同じように、目標を決め、潜在意識を活用する心理療法的な方法を用いるのがベストです。皮下脂肪が溶けていくイメージを抱きながら体操をすると効果が上がります。女性の場合、「女性の体のために」の

**「生理」の項で紹介したことと「春の基本体操」**等を行うと、骨盤の弾力が回復して、結果として痩せられます。骨盤の閉まる力は、痩せることにつながっているのです。だから、太っている人は骨盤が開いています。

## 【運動法】

自働運動をしていれば、適正体重になります。

生理の後に「春の基本体操」にある**「骨盤体操」**を少し変えたものをやってください。生理の時には、息を吐きながら行って脱力しますが、痩せる場合は息を吸いながらやりましょう。吸いきった時にストンと脱力します。効果バツグンです。

体が捻れていると側腹に肉が付いてしまうので、「初夏〜梅雨の基本体操」の**「側腹つまみ」**も有効です。「胃痛・腹痛」の項の**食べ過ぎ体操**も良いでしょう。

また、腹腔内の内臓を全部引き上げる感じで、**お腹を引っ込ませる運動**も効果があります。お腹を引っ込ませ、喉も締め、肛門も締めると骨盤も締まってきます。体全体が活性化するので、脂肪が燃えやすくなります。

お臍とみぞおちの間にある「中脘」を、息を吸う時に凹ませる**中脘行氣法**も効果があります。息を吐く時には意識しません。この行氣法を行うと脂肪が溶け出し、また骨盤もひきしまってくるため、瘦せるのに有効です。

## 【入浴法】

第1部の**「普段の入浴法」**を毎日行ってください（週に1、2度は「胃痛・腹痛」の項の**「毒出し入浴法」**や**「半身浴」**もおすすめです）。瘦せてくると肌がシワシワになりやすいので、よく揉み愉氣をしてください。肌が引き締まってきます。

## 【食事法】

**動物性脂肪**など脂分は、肝臓に負担をかけるので良くありません。**生水**はたくさん摂ってください。食事前に水を飲んでおき、食事の始めに**海藻類**をたくさん食べるとお腹がふくれます。そうすると、無駄な食欲に引きずられないで済みます。

また、食事の時には**箸置き**を用意すること。箸を置かないでいると、つい勢いで食べ過ぎてしまいます。箸を置いて、ゆっくりと時間をかけて食事をすれば、食べ過ぎを防げるのです。

あれも食べられない、これも食べられないとなってストレスがたまるようであれば、自然食品センターなどへ行って、美味しいけれど太らない食品をいろいろ楽しんで買い物しましょう。

**【様々な生活法】**

第6部の**「願望実現法」の「自働運動誘導法」**(221ページ)の最後に「何キロ痩せる」とつぶやいてください。そのための運動が出ます。また、今は太って着られなくなった洋服がスッと入るなど痩せた時のイメージを描くのも有効です。

寝る直前に「寝ている間に痩せる」「明朝は軽くなっている」と確信してつぶやく方法も良いでしょう。

なお第6部の**「願望実現法」の項もご参照ください。**

# 第6部　心のケア

## 心の悩みの原因を探り、心と体の両面から対処します

心と体は一つのものです。心は体によって影響を受け、また体は心によって影響を受けます。ですから、体の問題に心からアプローチしたり、心の問題に対して体（健康法）から対処することもできるのです。

体もそうですが、心の問題でも症状だけにとらわれるのは良くありません。**症状を消そうと思えば思うほど、その症状に本人の注意が集まってしまい、その結果、さらに症状が重くなる**傾向があります。鼻水が出て仕方がない時、無理に鼻水を止めようとしないで、その原因を突き止めて対処することによって結果的に鼻水が止まることがあるように、心の問題についてもその原因を踏まえてアプローチした方が良いのです。

たとえば、ストレスの原因を追っていった場合、本人も意識していない気持ち（たとえば「人から悪く思われたくない」とか）が原因になっていることがあるのかもしれません。

催眠療法のエピソードで興味深い話があります。あがり症の人に「これからは人前に出てもあがりませんよ」と催眠をかけたところ、それまで会議でも何も話せなかったのに意見を述べることができるようになったのです。体調も快調でした。ところが、しばらく経つと、疲れるようになり、とうとう最後は自殺してしまったというのです。

その人にとって、あがることは最善のバランスではないにしろ、必要なことだったのでしょう。会議で発言できないことによって、論争から生ずるストレスや人から憎まれることを避けていたのかもしれません。それが、一気に迷いなく発言し始めたことで過度のストレスを感じ、自殺にまで追い込まれてしまったということなのでしょう。

このように、緊張症やあがり症などといった**症状だけを消そうというのは、往々にして良い結果を生まない**ものです。前にも述べたように、**症状というのは自己治癒力の現れだとする「症状即療法」という考え方が、心の問題にも当てはまる**のです。そのようなスタンスで心の問題をひもといていけば、解決できる可能性が非常に高いと言えます。

心の問題は心療内科や精神科でカウンセリングや治療を受けることが多いようですが、こうした心理学に基づいた診療と、臨床を基本とする心理療法にはかなりの違いがあります。ちょうど西洋医学と東洋医学の差と似たようなものでしょう。ユングやマズローの心理学は確かに素晴らしいのですが、実践家が臨床から生み出した現代的な心理療法は、机上の理論を超えて素晴らしい実績を上げています。**「何が問題なのか」より、その人に今「何ができるのか」というスタンスから、型にはまらないその人に合ったアプローチを行う**のが現代的な心理療法です。心の問題で悩んでいる人は、こうした自然な心理療法を受けることも一案ではないかと思います。

# ストレス

ストレスは心身の健康に大きな影響を与えます。ストレスを感じないような弾力のある心身を持つことが理想ですが、ではそのためにはどうしたら良いのでしょうか？最も簡単なのは、ストレスを感じていると思ったら、その原因から逃げることです。決して〝ストレスに負けないように頑張る〟などと無理をしてはいけません。食べ過ぎた時には減食してお腹を休めるように、休養を取って心をゆっくりと休めることが必要です。休養を取ることで、１００に感じられていたストレスが50ぐらいに思えるようになるかもしれません。**ストレスを感じない工夫をする前に、まず休む**こと。腰痛で痛くて動けない時には、いかなる優れた方法よりも、動かずに温めるだけにした方が良いのと同じです。

**心身を休めて、余力が出てきたらストレスのとらえ方を変えてみる**と良いでしょう。

これを心理療法の世界では「リフレーミング（心理的枠組みの変換）」と言います。わかりやすく言えば、視点を変えてみるということです。

例えば、1日中コンピュータを操作する仕事で目が悪くなっていき、そのことがストレスとなっている場合、第3部の「目の悩み」で紹介したように、「大いに目を使い、その後でたっぷり休めてやれば視力を回復させるきっかけになる」と心の持ち方を変えてみるというのは「リフレーミング」の好例と言えるでしょう。

イヤなことを克服しようとすると、かえってそれがストレスになってしまいます。つまり、**心の問題にも「操体法」の考え方はそのまま当てはまる**のです。**心が弱っている時は、ひたすら楽な方向に逃げた方が良い**のです。会社でイヤな人と毎日顔を合わせなければいけない場合、喧嘩したりせず、できるだけ避けることです。

「明日できることは今日するな」というのは私のモットーなのですが、これは皆さまにもおすすめです。「何が何でも今日行わなければ！」と考えているうちは何も手につかなかったのが、「明日にしよう」と思って気持ちがラクになった途端、急にできるようになったりする場合が多いものです。

逃げる時には「ま、いいか！」と呪文のように唱えてみてください。「ま、いいか！」なんていうのは安易でイヤだと言う人がいるかもしれませんが、ストレスにさらされている場合は、「ま、いいか！」と自己受容することも大切なのです。

そうした**「気楽呪文」**には他にも「なんとかなる」「その時点では最善をつくした」等多数ありますが、**「魔法の呪文」は「ありがとう」です**（「ありがとう」の前に「ごめんネ」を入れても良い）。その場にふさわしくない時でも効果がありますのでぜひお試しください。

身体の気になる所（痛む所）に手を当てて愉氣をしながら口に出して呟くのも非常に効果があります。

人前に出ると緊張して顔が赤くなってしまう人は、恥ずかしいと考えずに〝赤くなる私って可愛い！〟と思うようにしたら良いのです。ミスをして上司に怒られて、それがストレスになっているのであれば、〝たまにミスをする私って人間らしい〟と思えば良いのです。ストレスに負けてしまわないためには、**セルフ・リフレーミング**も悪くはないのです。

**【運動法】**

**ストレスには「自働運動」が一番**ですが、これができない人は**「脱力体操」**（次頁イラスト）を行ってみてください。全身に力を入れきった状態からフッと力を抜くことで緊張がほぐれ、心が潤ってきます。

ストレスのためによく眠れないとか不眠症になった場合は、「冬の基本体操」でご紹介した**「目の体操B」**（仰向けで足を腰幅に開き、肩胛骨を寄せるように腕を引き上げながら足を手前に引き、アキレス腱を伸ばすことで床から持ち上がった足をストーンと落とす。これを息を吸いながら行う）が効果的です。

赤面症やあがり症、過呼吸などの緊張症の人は、**「肩の脱力体操」**が効果的です。行い方は、息を吸いながら首が中にめり込んで体が震えるほど肩を上げていき、息を吸いきって、吐くと同時にポッと瞬間脱力します。これは肩凝りなどにも有効ですので、ぜひ日常生活で行ってください。

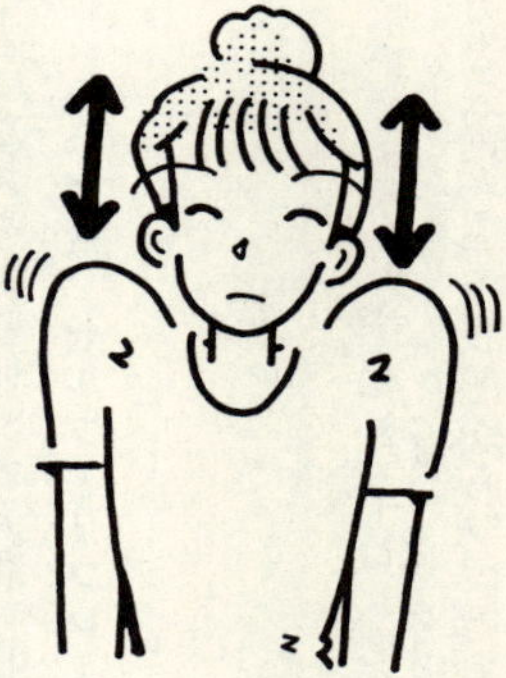
肩の脱力体操

また、**口を大きく開けさらに指で口の端**をひっぱりポッと外にはずして口を緩めるのは、首の捻りを取るためストレスだけでなく**これだけで潜在的な劣等感も取り除くことができます。**

**【呼吸法】**

ストレスを感じるとみぞおちが硬くなります。こういう場合は、みぞおちを押さえ、口から「ハーッ」と大きく息を吐きながら上体を前に倒し、吐き切ったら鼻から息を吸いながら上体を戻す呼吸法（「邪氣呼出法」＝第1部参照）が有効です。呼吸と感情は密接な関係があるので、これをみぞおちが柔らかくなるまで何回も繰り返し行うと、ストレスがキツく感じないようになっています（また常日頃から行っているとストレスの感じ方が減ってきます）。

**【入浴法】**

ストレスを感じている人は筋肉が硬くなっています。特に、頭の中にストレスが渦巻いているような状態の時は、首の前面の胸鎖乳突筋（次頁イラスト）が硬くなります。「借金で首が回らない」という表現がありますが、こういう時には実際に胸鎖乳

突筋がこわばって本当に首が回らなくなってしまっているのです。（「秋の基本体操②」参照）

そんな時には、**鎖骨の上を蒸しタオルで温めるのが有効**です。目やアキレス腱の温湿布を行うと、頭が緩んでラクになります。それでもストレスが続くようでしたら、「女性の体のために」の生理のページでご紹介した「**尾骨の焼塩**」と「**冬の基本体操**」を日々行うと良いでしょう。

お風呂は**ぬるめのお湯にゆっくり入る**のが有効です。（ただし毎日だと体に負担がかかるので、頭が軽くなったら、31ページの「普段の入浴法」に戻してください）

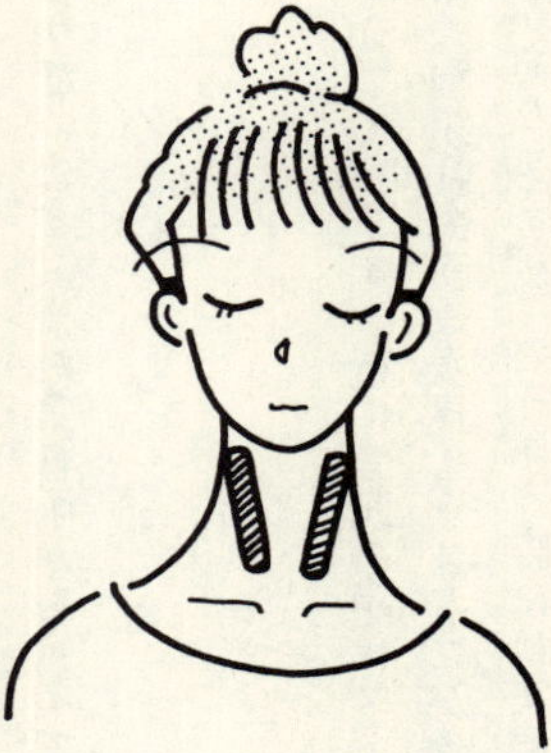

胸鎖乳突筋

# 願望実現法

願いは叶うものです。その**願いがその人の無意識の中（体の内）から自然な「要求」として浮かび上がったものである限り、本来実現するのが望ましい姿**であるからです。

心の悩みに対して〝こういうふうになりたい〟という願望をイメージする療法があります。

まず、昔の楽しかったことやイキイキしていた頃のことなどを思い浮かべます。その時に見たもの、聞こえた音、食べたものなどを思い出すと、脳の回路も楽しかった頃の状態に戻っていきます。そのような良い状態になってこそ、〝これからはこうなりたい〟という思いが湧いてくるのです。そうすることで、徐々に自分の希望する状態に近づいていくのです。

願いごとを短冊にしたためて笹につるしてお星様に祈るという七夕の風習も、単なる風流ではなく、願望を実現するために潜在意識まで動員していこうという方法なのです。

**自然治癒力を感じ、体にまかせる**のが私たちの健康法の要諦なのですが、願望実現の場合には体にまかせるのではなく、テーマというものがあります。私たちの潜在意識は、心と体を総動員してそのテーマを達成しようとするわけですから、願望自体が無謀なものであったり潜在意識から外れたものであった場合には、逆に心身の調子を乱してしまうこともあるかもしれません。ですから、心身ともに無理のない、自分に合った願望に的を絞った方がよいと思うのです。と言うより、**願望実現の第一歩は、「自らの本当の願望」を知ることにある**のです。

人間は途方もない努力によって、全く無理と思われるような願望を実現できる可能性があるのは確かです。しかし、無謀な願望は、その願いがかなうとかえってその人が不幸になるという結果を招く場合も多いのです。例えば、宝クジが当たり、それが原因で肉親同士の醜い争いが起きたりすることもあるのです。

無理な願望かどうかを判断するのは難しいのですが、その願いがかなった時のことをすぐ思い浮かべることができるかどうか、周囲の人が喜んでくれるかどうか、そしてみぞおちが硬くなることがないかどうかが基準になると思います。それを思うことによってみぞおちが硬くなるのは、今現在の自分には少し困難な願望です。それが**みぞおちが硬くなるというのは、心身に合わない状況に対して体が正直に反応している**のです。だからといって、あまりに願望のハードルを低く設定するのも考えものです。あまりに簡単な願望では、それを達成するためのエネルギーが必要とされないからです。少し無理な願望を実現しようとすることにより、エネルギーが沸き起こり元気が出てくることもあります。それにより、**その願望にふさわしい体や心に変わってゆく**わけです。

**願望実現のポイントは、実現できたことを気楽に思い浮かべ、その感じを体で味わうこと**です。〝ああなりたい！〟という強力な願望は、〝今はそうではない〟という事実が潜在意識にインプットされてしまい、思いが強ければ強いほど願望から離れてしまうという事態を招くことになります（これを「努力逆転の法則」と言います）。〝あの時に頑張って良かった、今は満足！〟という感じで楽に思い浮かべてください。七夕で願いごとを短冊に書くにしても、〝80点以下にはなりたくない！〟というようなマイナス思考の書き方はしない方が良いのです。〝80点以上を取った！〟と、**既にそれが実現したかのような**、前向きな書き方をするのがポイントです。

**不思議なことに、〝今は幸せ！〟と幸福感を抱いている人のところに、良いことは巡ってくる**ようです。ニコニコしていると人が寄ってくるのと似ています。悲壮感が漂っている人には、なかなか良いことも寄りつきにくいのでしょう。つまり、**〝不幸せだから幸せになりたい〟という気持ち自体が幸せを遠ざけてしまう**のです。

**願望を実現するには、もう実現したつもりになってしまうのが良い**のです。スケジュール帳に人と合う約束を記入するのと同じ感覚で、願望が実現する日を書けるようになれば、つまり、それくらい願望が実現することを自然に思えれば、願望は実現するものです。

具体的な方法としては、七夕の短冊のように、願望を書いたり、口に出した方が実現しやすくなります**（みぞおちが緩み丹田（下腹）が充実して「断言」のできた願望はすべて叶います）**。仏教でも「身口《しんく》意《い》」という言葉があります。「身」は身体のことで書くという行為になります。「口」はつぶやくこと、「意」は意識、つまりイメージです。願望を書いたり、口に出したりして、願望が実現した時の**体の感覚**まで味わってください。

そして、**断言したらすぐに忘れてしまうこと**。幸せ感の先取り、実現感の先取りをしたわけですから、いつまでも願望を抱いていると、願望がまだ実現していないという現実が潜在意識にインプットされてしまいますものね……。

**【運動法】**

**「自働運動」の誘導法で最後に行う延髄の刺激**（20ページ）**の後、手を膝の上におろす間に、できるだけ具体的に願望をつぶやきます。**その願望が実現するための運動が出てきます。（その前に「ストレス」の項の**「大口開け」**をしましょう。さらに**恥骨**を上げると「やる気」が出るため、仰向けで恥骨の角を足方向にグーッと押してポッと力を抜くことを3回行っておくとさらに強力です。なお**「春の基本体操」**も全ておすすめです）

**【呼吸法】**

**「脊髄行氣法」**や**「腰髄行氣法」**を行ってください。

普段から「脊髄行氣法」や「腰髄行氣法」を行っていると、何かをやろうとする時にエネルギーが出やすい体になり、行動力がついてきます。

**【入浴法】**

願望実現で大事なことは、**幸福感を先取りする**ということです。そのために、意識と潜在意識の交流を深める方法として、**「定着法**（アンカリング）」という手法を応用します。「アンカー（Anchor）」というのは碇《いかり》のこと。つまり、潜在意識に碇を下ろしていくという意味のネーミングです。

緊張症の人の例をあげると、会議でリラックスして発言できてうまくいったことを思い浮かべた時に、右手をギュッと握りしめます。

次に、緊張してしまったけれど、その後は案外スムーズに進んだ場合を思い浮かべた時に、左手をギュッと握りしめます。意識を行為に定着させることにより、右手を握るとリラックスして発言できた時の感覚がよみがえってきます。逆に左手を握ると、右手の時とは違う感覚を味わうことができます。

気分転換に首を振り、何も考えずにポカーンとして手を握ります。深呼吸を何回も行い、握った手を放しましょう。毎日寝る前に何回か繰り返していると、パブロフの犬と同じように、手を握ることで脳への回路ができてきます。そして、必要な場面に遭遇した時、手を握るという単純な行為をしなくとも、その時々の状況に自動的に適応してくれる脳の回路が開くようになるのです。

イメージが一つだけでは潜在意識との交流は一方通行になってしまいます。また、成功か失敗という二者択一では、成功した時は良いのですが、失敗してしまった時の痛手も大きく、なかなか安定した幸福感は得られないものです。この方法は先述した現代的な心理療法の中では**「統合法」**と言われています。効果の大きさと共に非常に安全な方法ですので、どなたにもおすすめできます。

# おわりに

私は子供の頃から凝り性でした。電車に乗っても、本を読み出したら最後、終点まで気がつかないことがありました。中央線を3往復したこともあります。大人になっても、何かに夢中になっていて約束の時間を忘れることはしょっちゅうで、未だに周囲の人たちに迷惑をかけることがあります。

そんな私が幼い頃に大きな影響を受けたのは、家庭教師の先生（元東横短大教授、故麻原雄氏）が毎年春休み、夏休み、そして冬休み、と長期の休みごとに連れて行ってくださった穂高連峰の大自然です。山中で過ごした生活によって、人生観や世界観は文字通り一変しました。

中学生になり、穂高での自然の生活から都会に帰って味わううんざりした感じに辟易し、私は自然の中で味わう感じを何とか都会でも味わえないかと、幼少から興味を抱いていた断食とかヨガなど実に様々なことを行ったものです。思えば、それが6歳から始まった体や心を育もうとする凝り性の第二期だったのでしょう。「悟り」や「解脱」を一心に求めていた時期でもあります。その後のことは省略しますが、「はじめに」でも述べたようにそれらの集大成として後年「氣道」を興したわけです。

氣道協会では学びやすいように、自分でできる健康法（「氣道の学校」）と他とのコミュニケーションを通じて行うもの（「整体法修得講座」）に分けてお伝えしています。また、学習面ではなく、自分が健康になりたい方には【整体】などの健康指導も行っています。

こうした活動を通じて、心や体の内側にある「元気」を信頼して自然に生きていこう、体や心の中の自然を発現させていこう、という私たちの考え方に共鳴し、真に健康な心身になっていく人たちの輝くような笑顔を見ると、とても嬉しく思います。

しかし、技術や方法に関して言えば、どんな道でもそうでしょうが、これでいいということはないのでしょう。そもそもの凝り性から、ますますのめりこみ、また、そうすることで逆に視野が広がり、新しい分野にも興味を抱くということを私は繰り返しています。そしてまた、だからこそ、現代の人たちに合わせた方法や技術を紹介できるとも思っています。

実は、〝自然〟はいつも「今」、「ここ」にあります。そして、生命力、内なる力、自然治癒力もいつも「今、ここ」にあるのです。それを引き出すお手伝いをするのが「健康法」の本来の役割だと思っています。ですから「健康法」自体が重要なのではないのです。逆説的な言い方ですが、「健康法」は必要なくなるためにこそ存在しているのです。

どうぞ、この本をきっかけに、みなさんが本当の健康を体験し、生きることが楽しくなったら、著者としてこれにまさる喜びはありません。

みなさんの笑顔にお目にかかれる日を楽しみにしています。

著者

## ◉「氣道」のご案内

氣道協会では、体の不調や疾患を改善したり、身心をより育むためのその方に合わせた【健康指導】や【整体】を行っています。

また「健康法のエッセンス」をはじめ、各種健康法を学ぶ【個人レッスン】もあります。

また、健康法を統合的に学ぶための学校（「氣道の学校」「整体法修得講座」）や、様々な講座、塾を開いております。

ご関心のあられる方は氣道協会までご連絡ください（案内書を無料で送付致します）。

**◉本書の内容に関するお問い合わせ先**

**特定非営利活動法人（NPO法人）氣道協会**
〒231-0045　神奈川県横浜市中区伊勢佐木町5の127
TEL　045・261・3300（話し中の場合は3430）
FAX　045・261・3304（24時間受付）
http://npo-kido.com　http://npo-kido.com/j-j.html（音楽関係）

尚、本書では「自働運動」と表記しておりますが、現在、氣道協会では「自動運動」としてお伝えしております。

# 索引

本書は、一九九九年七月に現代書林より刊行された『自分でできる症状別【健康ハンドブック】——女性のための体の学校——心と体が自然に健康になる「東洋医学のエッセンス」』を男女両方の読者向けに加筆、再編集したものです。

**思考の整理学**　外山滋比古

アイディアを軽やかに離陸させ、思考をのびのびと飛行させる方法を、広い視野とシャープな論理で知られる著者が、明快に提示する。

**質問力**　齋藤孝

コミュニケーション上達の秘訣は質問力にあり！これさえ磨けば、初対面の人からも深い話が引き出せる。話題の本の、待望の文庫化。（斎藤兆史）

**整体入門**　野口晴哉

日本の東洋医学を代表する著者による初心者向け野口整体のポイント。体の偏りを正す基本の「活元運動」から目的別の運動まで。（伊藤桂一）

**命売ります**　三島由紀夫

自殺に失敗し、「命売ります。お好きな目的にお使い下さい」という突飛な広告を出した男のもとに、現われたのは？（種村季弘）

**こちらあみ子**　今村夏子

あみ子の純粋な行動が周囲の人々を否応なく変えていく。第26回太宰治賞、第24回三島由紀夫賞受賞作。書き下ろし「チズさん」収録。（町田康／穂村弘）

**ベルリンは晴れているか**　深緑野分

終戦直後のベルリンで恩人の不審死を知ったアウグステは彼の甥に訃報を届けに陽気な泥棒と旅立つ。歴史ミステリの傑作が遂に文庫化！（酒寄進一）

**向田邦子ベスト・エッセイ**　向田邦子　向田和子編

いまも人々に読み継がれている向田邦子。その随筆の中から、家族、食、生き物、こだわりの品、旅、仕事、私……、といったテーマで選ぶ。（角田光代）

**倚りかからず**　茨木のり子

もはや／いかなる権威にも倚りかかりたくはない……話題の単行本に3篇の詩を加え、高瀬省三氏の絵を添えて贈る決定版詩集。（山根基世）

**るきさん**　高野文子

のんびりしていてマイペース、だけどどっかヘンテコな、るきさんの日常生活って？　独特な色使いが光るオールカラー。ポケットに一冊どうぞ。

**劇画 ヒットラー**　水木しげる

ドイツ民衆を熱狂させた独裁者アドルフ・ヒットラーとはどんな人間だったのか。ヒットラー誕生からその死まで、骨太な筆致で描く伝記漫画。

**ねにもつタイプ**　岸本佐知子

何となく気になることにこだわる、ねにもつ。思索、奇想、妄想はばたく脳内ワールドをリズミカルな名短文でつづる。第23回講談社エッセイ賞受賞。

**TOKYO STYLE**　都築響一

小さい部屋が、わが宇宙。ごちゃごちゃと、しかし快適に暮らす、僕らの本当のトウキョウ・スタイルはこんなものだ！　話題の写真集文庫化！

**自分の仕事をつくる**　西村佳哲

仕事をすることは会社に勤めること、ではない。仕事を「自分の仕事」にできた人たちに学ぶ、働き方のデザインの仕方とは。（稲本喜則）

**世界がわかる宗教社会学入門**　橋爪大三郎

宗教なんてうさんくさい⁉　でも宗教は文化や価値観の骨格であり、それゆえ紛争のタネにもなる。世界宗教のエッセンスがわかる充実の入門書。

**ハーメルンの笛吹き男**　阿部謹也

「笛吹き男」伝説の裏に隠された謎はなにか？　十三世紀ヨーロッパの小さな村で起きた事件を手がかりに中世における「差別」を解明。（石牟礼道子）

**増補　日本語が亡びるとき**　水村美苗

明治以来豊かな近代文学を生み出してきた日本語が、いま、大きな岐路に立っている。我々にとって言語とは何なのか。第8回小林秀雄賞受賞作に大幅増補。

**子は親を救うために「心の病」になる**　高橋和巳

子は親が好きだからこそ「心の病」になり、親を救おうとしている。精神科医である著者が説く、親子という「生きづらさ」の原点とその解決法。

**クマにあったらどうするか**　姉崎等　片山龍峯

「クマは師匠」と語り遺した狩人が、アイヌ民族の知恵と自身の経験から導き出した超実践クマ対処法。クマと人間の共存する形が見えてくる。（遠藤ケイ）

**脳はなぜ「心」を作ったのか**　前野隆司

「意識」とは何か。どこまでが「私」なのか。死んだら「心」はどうなるのか。――「意識」と「心」の謎に挑んだ話題の本の文庫化。（夢枕獏）

**モチーフで読む美術史**　宮下規久朗

絵画に描かれた代表的な「モチーフ」を手掛かりに美術を読み解く、画期的な名画鑑賞の入門書。カラー図版約150点を収録した文庫オリジナル。

**体癖** 野口晴哉

整体の基礎的な体の見方、「体癖」とは？ 人間の体をその構造や感受性の方向によって、12種類に分ける。それぞれの個性を活かす方法とは？（加藤尚宏）

**風邪の効用** 野口晴哉

風邪は自然の健康法である。風邪をうまく経過すれば体の偏りを修復できる。風邪を通して人間の心と体を見つめた、著者代表作。（伊藤桂一）

**回想の野口晴哉** 野口昭子

〝野口整体〟の創始者・野口晴哉の妻が、晴哉の幼少期から晩年までを描いた伝記エッセイ。「気」の力に目覚め、整体の技を大成、伝授するまで。

**整体から見る気と身体** 片山洋次郎

「整体」は体の歪みの矯正ではなく、歪みを活かしてのびのびした体にする。老いや病はプラスにもなる。滔々と流れる生命観。よしもとばなな氏絶賛！

**日々の整体 決定版** 片山洋次郎

朝・昼・晩、自分でできる整体の決定版。呼吸と簡単なメソッドで、ストレスや疲労から心身を解放する。イラスト満載。（小川美潮）

**自分にやさしくする整体** 片山洋次郎

こんなに簡単に自分で整体できるとは！「脱ストレッチ」など著者独自の方法も。肩こり、腰痛など症状別チャート付。（甲田益也子）

**大和なでしこ整体読本** 三枝誠

体が変われば、心も変わる。「野口整体」「養神館合気道」などをベースに多くの身体を観てきた著者が、簡単に行える効果抜群の健康法を解説。

**東洋医学セルフケア 365日** 長谷川淨潤

風邪、肩凝り、腹痛など体の不調を自分でケアできる方法満載。整体、ヨガ、自然療法等に基づく呼吸法、運動等で心身が変わる。索引付。必携！

**身体能力を高める「和の所作」** 安田登

なぜ能楽師は80歳になっても颯爽と舞うことができるのか？「すり足」「新聞パンチ」等のワークで大腰筋を鍛え集中力をつける。（内田樹）

**わたしが輝く オージャスの秘密** 服部みれい 蓮村誠監修

インドの健康法アーユルヴェーダでオージャスとは生命エネルギーのこと。オージャスを増やして元気で魅力的な自分になろう。モテる！ 願いが叶う！

あたらしい自分になる本 増補版　服部みれい
著者の代表作。心と体が生まれ変わる知恵の数々。文庫化にあたり新たな知恵を追加。冷えとり、アーユルヴェーダ、ホ・オポノポノetc.（辛酸なめ子）

わたしの中の自然に目覚めて生きるのです 増補版　服部みれい
生き方の岐路に立ったら。毎日の悩みにも。自分の中の「自然」が答えてくれる。心身にも、人間関係にも役立つ。推薦文＝北山耕平、吉本ばなな

自由な自分になる本 増補版　服部みれい
呼吸法、食べもの、冷えとり、数秘術、前世療法などで、からだもこころも魂も自由になる。文庫化にあたり一章分書き下ろしを追加。（川島小鳥）

酒のさかな　高橋みどり
ささっと切ったり合わせたり、気のきいた器にちょっと盛ればでき上がり。ついつい酒が進む、名店「にぼし」店主・船田さんの無敵の肴98品を紹介。

くいしんぼう　高橋みどり
高望みはしない。ゆでた野菜を盛るくらい。でもごはんはちゃんと炊く。料理する、食べる、それを繰り返す、読んでおいしい生活の基本。（高山なおみ）

大好きな野菜 大好きな料理　有元葉子
この野菜ならこの料理！　29の野菜について、味の方向や調理法を変えたベストな料理を3つずつご紹介。あなたの野菜生活が豊かに変わります。

母のレシピノートから　伊藤まさこ
ロールキャベツやゆで卵入りのコロッケ……家族のために作られた懐かしい味の記憶とレシピ。文庫化にあたり、さらに新たな味わいを大幅加筆。

北京の台所、東京の台所　ウー・ウェン
料理研究家になるまでの半生、文化大革命などの出来事、北京の人々の暮らしの知恵、日中の料理について描く。北京家庭料理レシピ付。（木村衣有子）

ひきこもりグルメ紀行　カレー沢薫
博多通りもんが恋しくて――。家から一歩も出たくない漫画家が「おとりよせ」を駆使してご当地グルメを味わい尽くす〝ぐうたら系〟食コラム。

味見したい本　木村衣有子
読むだけで目の前に料理や酒が現れるかのような食の本についてのエッセイ。古川緑波や武田百合子の食卓。居酒屋やコーヒーの本も。帯文＝高野秀行

ちくま文庫

# 東洋医《とうようい》学《がく》セルフケア365日

【健康法《けんこうほう》のエッセンス】――「氣《き》道《どう》」入門《にゅうもん》

二〇〇五年九月 十 日 第一刷発行
二〇二二年十月二十日 第十刷発行

著 者 長谷川淨潤（はせがわ・じょうじゅん）
発行者 喜入冬子
発行所 株式会社 筑摩書房
東京都台東区蔵前二―五―三 〒一一一―八七五五
電話番号 〇三―五六八七―二六〇一（代表）
装幀者 安野光雅
印刷所 中央精版印刷株式会社
製本所 中央精版印刷株式会社


ISBN978-4-480-42134-0 C0147